ポケットサイズの
ステロイド診療マニュアル

編集

宮坂信之

株式会社 新興医学出版社

Clinician's handbook for
'How to use corticosteroids'

© First edition, 2013 published by
SHINKOH IGAKU SHUPPAN CO., LTD., TOKYO.
Printed & bound in Japan

編集・執筆者一覧

● 編集

宮坂信之　東京医科歯科大学大学院医歯学総合研究科膠原病・リウマチ内科学分野教授

● 執筆者 (執筆順)

名和田 新　九州大学名誉教授/誠和会牟田病院名誉院長
田中廣壽　東京大学医科学研究所附属病院抗体・ワクチンセンター免疫病治療学分野教授
川合眞一　東邦大学副医学部長/医学部内科学講座膠原病学分野教授
針谷正祥　東京医科歯科大学大学院医歯学総合研究科薬害監視学講座教授
近藤裕也　筑波大学医学医療系内科 (膠原病・リウマチ・アレルギー) 講師
住田孝之　筑波大学医学医療系内科 (膠原病・リウマチ・アレルギー) 教授
橋本陶子　北海道大学大学院医学研究科内科学講座免疫・代謝内科学分野客員臨床助教
上阪　等　東京医科歯科大学大学院医歯学総合研究科膠原病・リウマチ内科学分野准教授
中野弘雅　聖マリアンナ医科大学リウマチ・膠原病・アレルギー内科助教
尾崎承一　聖マリアンナ医科大学医学部長/リウマチ・膠原病・アレルギー内科教授
沢田泰之　東京都立墨東病院皮膚科部長
桑野和善　東京慈恵会医科大学内科学講座呼吸器内科教授
河石　真　東京慈恵会医科大学内科学講座呼吸器内科助教
荒屋　潤　東京慈恵会医科大学内科学講座呼吸器内科講師
平石尚久　東京大学医学部附属病院呼吸器内科
杉山温人　国立国際医療研究センター病院呼吸器内科長
佐野靖之　東京アレルギー・喘息研究所所長/佐野虎ノ門クリニック院長

永山和宜	東京医科歯科大学大学院医歯学総合研究科消化器病態学分野/なめがた地域総合病院内科/土浦協同病院消化器内科
渡辺　守	東京医科歯科大学大学院医歯学総合研究科消化器病態学分野教授
安井　豊	武蔵野赤十字病院消化器科
泉　並木	武蔵野赤十字病院副院長/消化器科部長
新井文子	東京医科歯科大学大学院医歯学総合研究科血液内科学分野講師
吉村　怜	国立病院機構福岡東医療センター神経内科医長
吉良潤一	九州大学大学院医学研究院神経内科学教授
荒賀　茂	藤井政雄記念病院院長
小鷹昌明	南相馬市立総合病院神経内科
結城伸泰	シンガポール国立大学医学部微生物学・内科学教授
片山一朗	大阪大学大学院医学系研究科情報統合医学皮膚科学教授
西川哲男	横浜労災病院院長
松澤陽子	横浜労災病院糖尿病内科副部長
齋藤　淳	横浜労災病院内分泌内科部長
大村昌夫	横浜労災病院内分泌・糖尿病センター長
細野　治	東京大学医科学研究所附属病院アレルギー免疫科講師
宇佐俊郎	長崎大学病院永井隆記念国際ヒバクシャ医療センター副センター長
江口勝美	佐世保市立総合病院院長/長崎大学名誉教授
横田俊平	横浜市立大学大学院医学研究科発生成育小児医療学教授
杉原毅彦	東京都健康長寿医療センター膠原病・リウマチ科医長
田中良哉	産業医科大学病院副院長/医学部第一内科学講座教授
木下芳一	島根大学医学部内科学講座第二教授
門脇　円	島根大学医学部内科学講座第二
岩本雅弘	自治医科大学医学部内科学講座アレルギー膠原病学部門准教授
石上友章	横浜市立大学大学院医学研究科病態制御内科学准教授
梅村　敏	横浜市立大学大学院医学研究科病態制御内科学教授
小池竜司	東京医科歯科大学医学部附属病院臨床試験管理センター長/准教授
草鹿育代	自治医科大学附属さいたま医療センター内分泌代謝科講師
長坂昌一郎	自治医科大学医学部内科学講座内分泌代謝学部門准教授
酒井　勉	東京慈恵会医科大学眼科学講座講師

序　文

　ステロイドを使いこなすことができてこそ一流の臨床医といえよう．その位，ステロイドの使い方をマスターするのは難しい．また，ステロイドは「諸刃の剣」であり，有効性は高いが，副作用も多い．日常診療において，ステロイドの副作用を未然に防止することはきわめて大切である．また，ひとたびステロイドの副作用が起きれば，リスクマネジメントに習熟をしている必要がある．ステロイドの副作用は minor side effect と major side effect に大別されるが，特に生命予後に影響を及ぼす major side effect についてその種類と対応策をマスターしていることは，臨床医にとって必要不可欠である．

　一方，日本ほどステロイドが臨床で濫用をされている国はないであろう．本来，必要がないにもかかわらずステロイドは頻用され，しかも漫然と使用をされている傾向がある．たとえば，関節リウマチの治療をみても，欧米の患者での使用頻度は 25％前後であるのに対して，我が国では 75％と 3 倍も多い．そのために，患者の日常生活活動（activity of daily living：ADL）や生活の質（quality of life：QOL）が障害をされている場合が少なくない．

　この本は，研修医・若手医師を主たる対象として，ステロイドの使い方を実地診療に即した形で解説している．まず，第 1 章で「ステロイドの基礎」を歴史，作用機序，種類，相互作用についてわかりやすく説明をしている．それ以降は実地編である．第 2 章で「ステロイドの使い方」，第 3 章で「特殊な状態におけるステロイドの使い方」，第 4 章で「ステロイドの副作用に対するリスクマネジメント」が述べられている．いずれも「今日からの臨床に役立つ」内容である．

　本書が若手医師の必携の書となれば望外の喜びである．

2013 年 1 月

宮坂信之

目 次

第1章 ステロイドの基礎

1 ステロイドの歴史……………………………………2
2 ステロイドの作用機序………………………………11
3 ステロイドの種類……………………………………20
4 ステロイドと他剤との相互作用……………………27

第2章 ステロイドの使い方

1 関節リウマチ…………………………………………34
2 全身性エリテマトーデス……………………………42
3 多発性筋炎・皮膚筋炎………………………………53
4 血管炎症候群…………………………………………60
5 強皮症…………………………………………………66
6 間質性肺炎……………………………………………75
7 ニューモシスチス肺炎………………………………83
8 気管支喘息……………………………………………89
9 炎症性腸疾患（IBD）………………………………99
10 肝炎……………………………………………………107
11 血液疾患………………………………………………113
12 多発性硬化症…………………………………………122
13 重症筋無力症…………………………………………131

14	Guillain-Barré症候群, 慢性炎症性脱髄性 多発ニューロパチー	138
15	アトピー性皮膚炎	148
16	急性副腎不全	154
17	敗血症	159

第3章 特殊な状態におけるステロイドの使い方

1	妊婦に対するステロイド使用の注意点	168
2	小児に対するステロイド使用の注意点	174
3	高齢者に対するステロイド使用の注意点	182

第4章 ステロイドの副作用に対するリスクマネジメント

1	ステロイド骨粗鬆症	190
2	ステロイド潰瘍	199
3	ステロイド誘発性筋萎縮	205
4	ステロイド誘発高血圧	208
5	ステロイド誘発感染症	215
6	ステロイド誘発脂質異常症	222
7	ステロイド白内障・緑内障	228

索　引 ……………………………………………… 231

第1章

ステロイドの基礎

第1章
1 ステロイドの歴史

名和田 新

summary

- ステロイド（ここではグルココルチコイド）の開発は第二次世界大戦時に積極的に進められた．
- Mayo Clinic の Hench 博士により，初めてヒトに使用され，劇的な効果を得た．
- グルココルチコイド受容体（GR）とそのコファクターの遺伝子のクローニングにより，作用と副作用が解離できる selective glucocorticoid receptor modulator（SGRM）のステロイドの開発が始まった．
- ステロイド産生細胞の作製に成功し，ステロイド産生細胞による再生医療の時代に入った．

ステロイド受容体は共通の祖先から進化し，発生学的に構造類似性を持ち，スーパーファミリーを構成している．また，作用発現において受容体同士の結合様式および DNA への結合様式により分類されている．

最近のめざましい分子生物学手法の進歩により，リガンドと核内受容体は共役因子（コアクチベーター，コリプレッサー）と複合体を形成し，核内クロマチンにおいて転写調節を行う核内受容体の作用発現機構の詳細，および non-genomic（epigenetic）作用など新しい作用機構が解明されつつある．

A ステロイド（グルココルチコイド）の歴史

1936 年に Kendall と Reichstein により，副腎からコルチゾンが抽出されていたが，米国におけるステロイドホルモン（ここではグルココルチコイド）の研究は，第二次世界大戦において，当時ヨーロッパを制覇していたドイツのナチス空軍飛行士が戦闘力増強のため，副腎皮質エキスを注射されているという

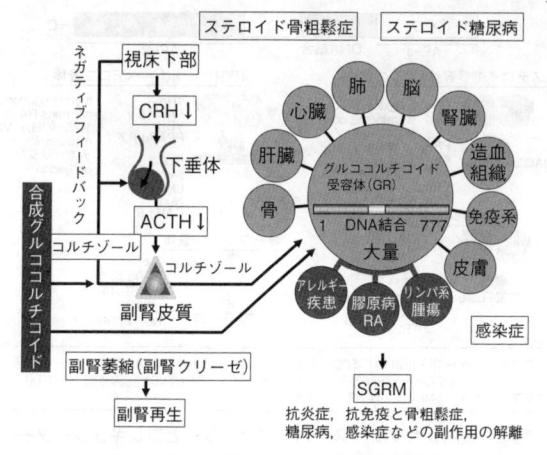

図1 グルココルチコイドの作用と副作用
(名和田 新:ステロイド療法の科学史. 綜合臨牀 54:1951-1953, 2005)

情報のもとに，米国国防省の戦時至上命令による医学研究として推進された[1]．

この研究が思いもかけず，各種合成副腎皮質ステロイドの開発を促し，きわめて強力な抗炎症薬，抗免疫薬として臨床応用に発展することになった．

臨床的には1948年，Mayo Clinicの Hench 博士が，若年女性の重症関節リウマチ患者にコルチゾン注射を行い，まったく歩けなかった患者が歩けるようになったという劇的な効果を報告し，後にノーベル医学生理学賞を受賞した話は有名である．1950年，Hench 博士は"Archives of Internal Medicine"の100頁に及ぶ論文の中で，これほど強力なステロイドであるので，重篤な副作用が存在するに違いないと推察した．実際，この50年私達はステロイドの恩恵を受けながら，その副作用（ステロイド骨粗鬆症，ステロイド糖尿病，感染症など）と戦っている（図1）．

B ステロイド受容体ファミリーの分類

1985年，米国の Evans らはヒト線維芽細胞よりグルココルチコイド受容体（GR）の遺伝子のクローニングに成功し，以後

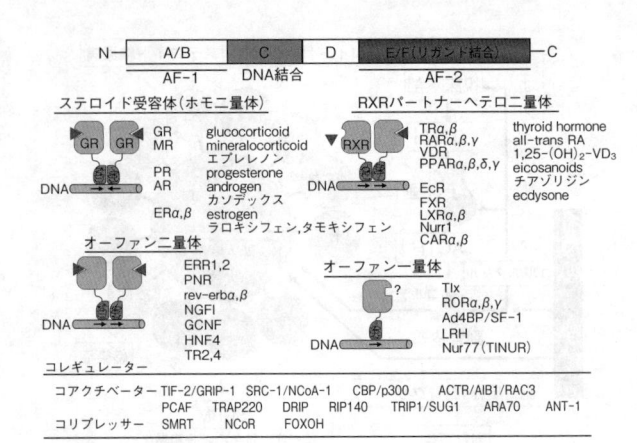

図2 核内レセプタースーパーファミリーとコレギュレーター
(名和田 新, 他:ステロイド受容体スーパーファミリーの分類と薬理.
日本臨牀 66:9-15, 2008)

次々とステロイド受容体が同定された[2]。

核内受容体スーパーファミリーは,共通構造として受容体のN末端には転写活性化領域(AF-1活性)(A/Bドメイン),中央にDNA結合領域(Cドメイン),C末端にリガンド結合領域(AF-2活性)(E/Fドメイン)を持ち,疎水性に富む配列に囲まれたリガンド結合ポケットを有する。核内受容体のリガンド依存的な転写促進領域は,2ヵ所存在する。1つは,受容体E/FドメインのAF-2(activation function 2)で,完全にリガンド結合依存的である。一方,A/Bドメインに存在する転写促進領域(AF-1)は,恒常的な転写促進能を有する。したがってAF-1活性はリガンド未結合のE/F領域によって機能が制御されている。AF-2領域は受容体間で比較的保存されているが,AF-1は多様であり,受容体の組織,細胞特異性に重要である。

核内受容体ファミリーはその標的DNA配列および核内受容体同士の結合状態により分類されている。リガンド未知のオーファン受容体も多く同定されている(**図2**).

ステロイド受容体群ホモ二量体はGR, MR, PR, AR, ERα, βであり,RXRパートナーヘテロ二量体はTRα, β, RARα, β, γ, VDRなどであり,オーファン二量体,オーファン一量体として,特異的なDNA配列に結合する.

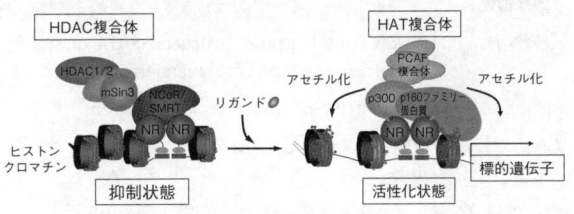

図3 核内受容体を介する転写制御と染色体構造調節
(加藤茂明:脂溶性ホルモン・ビタミンレセプターによる転写制御機構. Nippon Nogeikagaku Kaishi 78:656-685, 2004 より改変)

これらのステロイド受容体の同定は受容体のリガンドとしての創薬の開発に大きな夢を与えた．現在 PPARγ のチアゾリジン，MR のエプレレノン，AR のカソデックス，ERα のラロキシフェン，タモキシフェンがすでに臨床に応用されている（図2）．

C 転写共役因子の分類とそれを介した核内受容体の転写制御機能

転写共役因子（コファクターあるいはコレギュレーター）は標的遺伝子プロモーターにおいて，核内受容体などの転写因子から TATA ボックスを標的とする基本転写因子群への転写活性化シグナル伝達を媒介する際に働く一群の蛋白質である．核内受容体の生物作用の特異性を規定している．転写共役因子には，転写を活性化するコアクチベーターと転写を抑制するコリプレッサーが存在する．コアクチベーターの代表的なものは，CBP/p300, p160 ファミリー（SRC-1/NCoA1, TIF-2/GRIP など），DRIP/TRAP などであり，コリプレッサーとして代表的なものは，NCoR, SMRT である[3]（図2）．

近年，加藤氏のきわめて優れた研究成果によりこれら共役因子は核内受容体と複合体を形成して作用することが明らかとなっている[4]．CBP/p300 と p160 系を中心とする複合体はヒストンアセチル化酵素（HAT）活性を有し，この活性によりヒストン蛋白質の塩基性アミノ酸がアセチル化され，クロマチン構造が弛緩し，転写因子や基本転写因子群が DNA 上にリクルー

表1 GRの感受性調節因子

調節段階	分子
リガンド	11β-HSD (type 1, type 2), glucocorticoid agonist または antagonist, SeGRM, membrane transporter
GR	GR isoform (GRβ), GR SNPs, GR mutation
GR の修飾	リン酸化, メチル化, アセチル化, SUMO化, ニトロシル化
シャペロン	熱ショック蛋白質, RAP46, FKBP, 14-3-3
cofactor	coactivator/corepressor (CBP/p300, p160ファミリー) SWI/SNF, DRIP/TRAP complex, FLASH
転写因子	NF-κB, AP-1, STATs, COUP-TF II, CREB, C/EBP, Nur77, p53, GATA-1, Oct-1, NF-1
標的遺伝子	PPARα

トされやすくなり転写が促進される．DRIP/TRAP複合体は，それ自身はHAT活性を持たない．しかしコリプレッサーのSMRT/NCoR複合体はリガンドが結合していない状態の核内受容体と結合し，SMRT/NCoR複合体がHATと逆の作用を持つヒストン脱アセチル化酵素（HDAC）をプロモーター上にリクルートすることにより転写活性化を抑制している．核内受容体にリガンドが結合すると，コリプレッサー複合体は受容体から解離し，プロモーター上にコアクチベーターがリクルートされ，リガンド依存的に転写を制御する（図3）．

D ステロイド（グルココルチコイド）の副作用，抵抗性の克服

分子生物学の進歩により，GR作用発現機構の詳細が解明され，新しいステロイドの開発により，副作用，抵抗性の克服への新たな展開が見られ始めた．表1に示すようにグルココルチコイドの感受性調節に関して多くの因子が同定されている[5]．

リガンド前の代謝として最近注目されているのが不活性型コルチゾンを活性型コルチゾールに変換する11β-HSD (hydroxysteroid dehydrogenase) である．これはグルココルチコイドで

感受性：メタボリックシンドローム：Dexによるコルチゾール分泌抑制の亢進，血中インスリン増強，BMI増加，内臓脂肪の増加，高血圧，腰椎骨塩量の低下

N363S Exon 2 ×—×—× Exon 3
　　　　　　G　A T

GR遺伝子

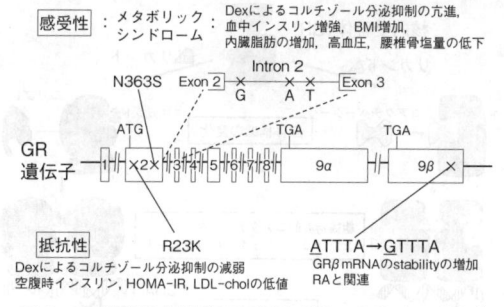

抵抗性
R23K
Dexによるコルチゾール分泌抑制の減弱
空腹時インスリン，HOMA-IR，LDL-cholの低値

ATTTA→GTTTA
GRβ mRNAのstabilityの増加
RAと関連

図4　GR遺伝子多型（SNPs）とグルココルチコイド感受性と抵抗性

GR gene

GR splice variants

1　　　　　　777　GRα
1　　　　　　742　GRβ

GRα translational isoforms

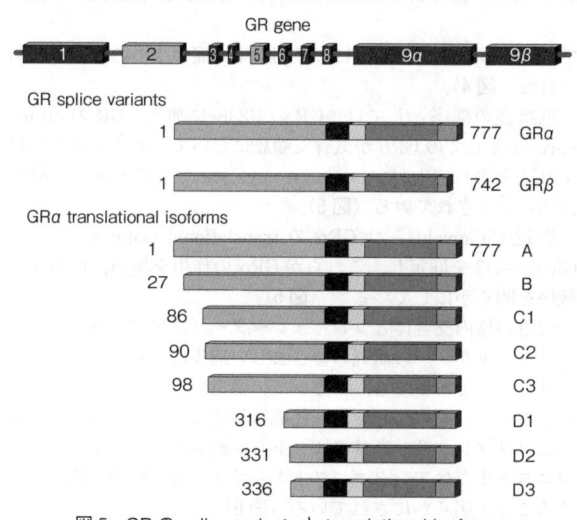

1　　　　　　777　A
27　　　　　　　　B
86　　　　　　　　C1
90　　　　　　　　C2
98　　　　　　　　C3
　　316　　　　　D1
　　331　　　　　D2
　　336　　　　　D3

図5　GRのsplice variantsとtranslational isoforms
(Smith LK, Cidlowski JA：Glucocorticoid-induced apoptosis of healthy and malignant lymphocytes. Progress in Brain Res 182：1-30, 2010より引用改変)

誘発され，内臓脂肪と肝臓に過剰に発現し，内臓肥満，高血圧，糖尿病，骨粗鬆症などを発症することが明らかにされ，SNPsとしてはN363Sが有名である．GRのSNPs（intron 2）と相まっ

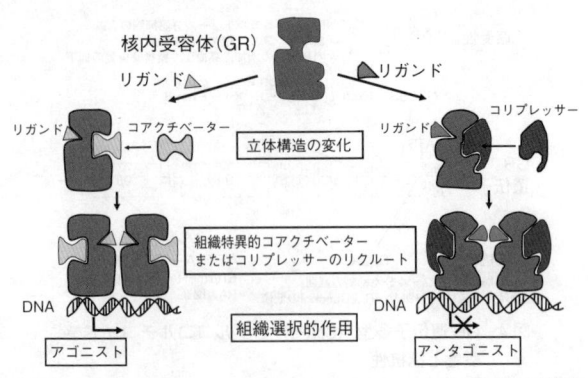

図6 selective glucocorticoid receptor modulator (SGRM) の開発

て，グルココルチコイドによる副作用発症の1つの機構が解明された（図4）．

抵抗性の機序としては，GR の R23K に加え，GR の splice variant としての GRβ が気管支喘息において，サイトカインにより誘発され GRα に dominant negative として抑制する機序が明らかにされている（図5）．

最近 Cidlowski らは GRα の translational isoforms として GRαB～D3 を同定し，これらが GRα の作用を増強，抑制する機序を明らかにしている[6,7]（図5）．

最近の核内受容体とコレギュレーター（コアクチベーター，コリプレッサー）の研究のめざましい進歩により，同じ受容体のリガンドであっても，リガンドの構造の違いにより，受容体の三次構造の違いが起こり，組織特異的にコアクチベーターまたはコリプレッサーをリクルートし，組織の違いによって，アゴニストまたはアンタゴニストとしてまったく別の作用を惹起することが明らかにされている（図6）．

その成果として，乳癌，子宮内膜癌の発症，進展を抑制し，生活習慣病を抑制する selective estrogen receptor modulator (SERM) が開発され，すでに臨床応用されている．近い将来に向けて，前立腺癌の発症進展を抑制し，生活習慣病を抑制する selective androgen receptor modulator (SARM) およびコルチゾールの副作用を抑え，抗炎症，抗免疫作用を有する selective glucocorticoid receptor modulator (SGRM) の開発が進められている．

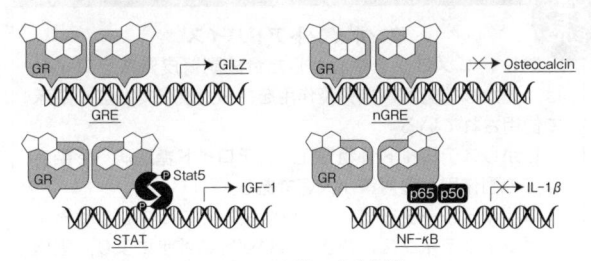

図7 GRの活性と抑制機能

(Smith LK, Cidlowski JA：Glucocorticoid-induced apoptosis of healthy and malignant lymphocytes. Progress in Brain Res 182：1-30, 2010より引用改変)

グルココルチコイドの抗炎症・抗免疫作用は炎症性転写因子NF-κB（p65・p50），AP-1とGRとの蛋白-蛋白結合およびcoactivator CBPの奪い合いによりGRの機能を抑制するtransrepression作用による．一方糖尿病，骨粗鬆症などの副作用はGRのホモ二量体がGRE（DNA）に結合するtransactivation機能を活性化する機序である（**図7**）．すなわちSERMと同様transrepressionとtransactivationを解離するSGRMの開発が待たれる．

山中教授がiPS細胞の開発でノーベル医学生理学賞を受賞され，21世紀は再生の時代に入った．

私達は骨髄間葉系細胞，脂肪組織幹細胞にSF-1を導入しステロイド合成副腎細胞の再生に成功している[8]．

◆まとめ

ステロイド受容体，特にグルココルチコイド受容体（GR）の研究の進歩を概説した．

21世紀は，作用と副作用の解離したSGRMの開発と，多くのステロイド受容体の合成リガンドの創薬の開発と，ステロイド産生副腎細胞再生医療が期待される．

ワンポイントアドバイス

プレドニゾロンを中心とした合成副腎皮質ステロイドは，強力な抗炎症・抗免疫作用を持ち，現在でも広く臨床で使用されている．

しかしステロイド骨粗鬆症，ステロイド糖尿病，感染症などの副作用への対策が大切である．

コレギュレーター(コアクチベーター, コリプレッサー)，エピジェネティクスのめざましい研究の進歩により，副作用のない抗炎症・抗免疫作用のみを持つ selective glucocorticoid receptor modulator (SGRM) が近い将来開発されることが期待される．

また，ステロイド産生副腎細胞再生医療が期待される．

文献

1) 名和田 新：ステロイド療法の科学史．綜合臨牀 54：1951-1953, 2005
2) 名和田 新, 柳瀬敏彦, 岡部泰二郎, 他：ステロイド受容体スーパーファミリーの分類と薬理．日本臨牀 66：9-15, 2008
3) Mangelsdorf DJ, et al：The nuclear receptor superfamily：the second decade. Cell 83：835-839, 1995
4) 加藤茂明：脂溶性ホルモン・ビタミンレセプターによる転写制御機構．Nippon Nogeikagaku Kaishi 78：656-685, 2004
5) 岡部泰二郎, 柳瀬敏彦, 名和田 新, 他：ステロイドの作用機序—最新の話題．呼吸と循環 54：277-287, 2006
6) Lu NZ, Cidlowski JA：Translational regulatory mechanisms generate N-terminal glucocorticoid receptor isoforms with unique transcriptional target genes. Molecular Cell 18：331-342, 2005
7) Lu NZ, Cidlowski JA：Selective regulation of bone cell apoptosis by translational isoforms of the glucocorticoid receptor. Molecular and Cellular Biology 27：7143-7160, 2007
8) Gondo S, Yanase T, Okabe T, et al：SF-1/Ad4BP transforms primary long-term cultured bone marrow cells into ACTH-responsive steroidogenic cells. Genes to Cells 9：1239-1247, 2004
9) Smith LK, Cidlowski JA：Glucocorticoid-induced apoptosis of healthy and malignant lymphocytes. Progress in Brain Res 182：1-30, 2010

第1章
2 ステロイドの作用機序

田中廣壽

summary

- ステロイドの bioavailability は代謝酵素や活性化酵素の影響を受ける.
- ステロイドの多彩な作用の分子基盤はその受容体を介した遺伝子発現制御機構の多様性による.
- ステロイドの標的細胞,標的遺伝子が疾患ベースで明らかになりつつある.
- ステロイドの作用と副作用を分離すべく創薬開発が進展している.

臨床各科において副腎皮質ステロイド（以下ステロイド）は現在もなおきわめて重要な位置を占めている. 薬理量の全身投与によってステロイドがその予後改善に貢献した疾患は多い. しかし, 臨床応用後50年以上を経過してもその副作用は未解決のままである. ステロイドは多くの場合, 根本的治療薬ではなく,「いつどのように用いるべきか」をさらに明確にするためにも「なぜ効くのか」を究明しなくてはならない. 近年の分子生物学的研究によりステロイドの作用機構の解明は急速に進展しており, 新たな視点からの薬剤開発も行われている. 本項ではステロイドの作用機序に関する最近の理解を述べる.

A ステロイドの作用発現機構

1. ステロイドの分布と代謝

ステロイドは血中でコルチコステロイド結合グロブリン, アルブミンなどと結合しており, わずかが遊離分画として存在し, 脂溶性のため広範囲の組織に速やかに分布する. 生物学的半減期は組織における作用によって異なり血漿半減期の2～40倍と両者は必ずしも一致しない. 胎盤通過性は低く, プレドニゾロ

ン（PSL）の場合胎児血中濃度は母体血中濃度の1/10程度である[1]．ここで，ステロイドの代謝も臓器のステロイド作用を規定する重要な因子である．肝において，コルチゾールが主としてA環の還元とグルクロン酸抱合によって代謝されるのに対し，合成ステロイドの代謝には6β位の水酸化も関与する．最近，6β水酸化酵素CYP3A4の遺伝子発現は核内受容体であるPXR/RXRヘテロ二量体によって誘導されることが明らかになった．すなわち，PXRのリガンドは間接的に合成ステロイドの代謝を亢進させる可能性がある．フェノバルビタール，ジフェニルヒダントイン，リファンピシンなどの薬剤はPXRのリガンドであり，デキサメタゾンやPSLはCYP3A4の基質であるため代謝が亢進する[2]．ある種の組織において，内因性グルココルチコイドであるコルチゾールとその不活性体コルチゾンは相互に変換され，11β-hydroxysteroid dehydrogenase（11β-HSD）type 1が主に活性化を，11β-HSD type 2が不活化をになっている[3]．腎尿細管におけるミネラルコルチコイド受容体（MR）のアルドステロンによる選択的活性化は11β-HSD type 2によってコルチゾールがコルチゾンに代謝されることによっており，11β-HSD type 2がグリチルリチンなどによって阻害されるとコルチゾールがMRに結合するためapparent mineralocorticoid excess syndromeの病態が形成される[4]．一方で，脂肪細胞などの11β-HSD type 1によるコルチゾールの活性化がmetabolic syndromeに関与している可能性も示唆されている．

2. ステロイドの細胞内受容体

ステロイドは脂溶性であり細胞膜を通過後細胞質内でその受容体（グルココルチコイド受容体：GR）と結合後作用を現す．GRはリガンド依存性転写因子である核内受容体の1つであり，ステロイドはGRと結合後標的遺伝子の発現を主に転写レベルで制御することでその薬理作用を発現する（ゲノミックな作用）．ヒトGR遺伝子は染色体5q31に存在し，選択的スプライシングなどによってGRα以外にもGRβあるいはそれ以外のバリアントをコードしているがGRα以外の生物学的意義はいまだに確定していない．ここで，GR（以下，単にGRといった際にはGRαを指す）は，①特異的に結合する高親和性リガンドによって活性が制御される，②ドメイン構造をとっている（転写活性化領域，DNA結合領域，リガンド結合領域など），③

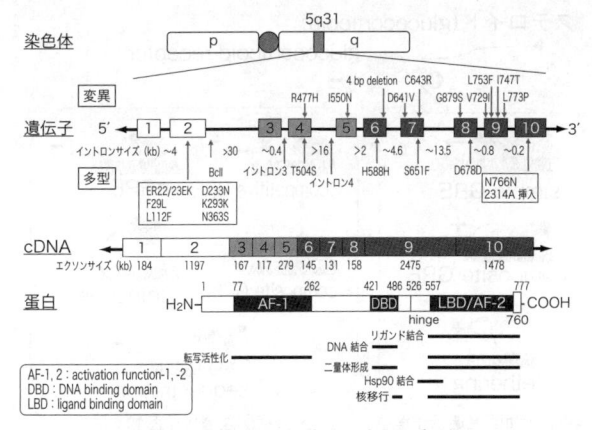

図1 GR遺伝子の構造と変異, 多型
[田中廣壽:日本臨牀 64(suppl. 5):353-356, 2006]

特定のDNA配列(glucocorticoid response element:GRE)に対する結合活性を有している,④転写調節活性を有する,などの特徴を有している.GRの遺伝子多型や変異に関する検討も多く,中でもN363S変異,R23K変異はおのおの,ステロイド感受性と抵抗性に関与しているとの報告がある(**図1**)[5].しかし,日本人におけるこれらの多型や変異の意義は不明である.

GRはDNAに結合後,転写共役因子(コアクチベーター,コリプレッサー)やクロマチン関連因子などと複合体を形成して多様に相互作用し,標的遺伝子の発現を転写レベルで調節する(**図2**)[6].最近では,SUMO化,リン酸化,ユビキチン化に関連する因子もともに複合体形成に参与し,GR機能の精緻な機能制御にかかわっている実態が明らかになりつつある.その一方で,GRはDNA結合は介さずに転写因子NF-κBやAP-1などと相互作用し,免疫や炎症に関与するサイトカインや接着分子などの遺伝子の発現を負に制御する.そのメカニズムは多彩であり,コアクチベーターの解離,HDAC2を含むコリプレッサーのリクルート,JNKの抑制など,きわめて多くの可能性が指摘されている(**図3**)[7].最近,ステロイドのノンゲノミックな作用機構の存在を示唆する報告もある.T細胞ではGRはLckやFynとともにT細胞受容体と会合して複合体を形成しており,ステロイドがGRと結合後,かかる複合体からFyn,Lynを解

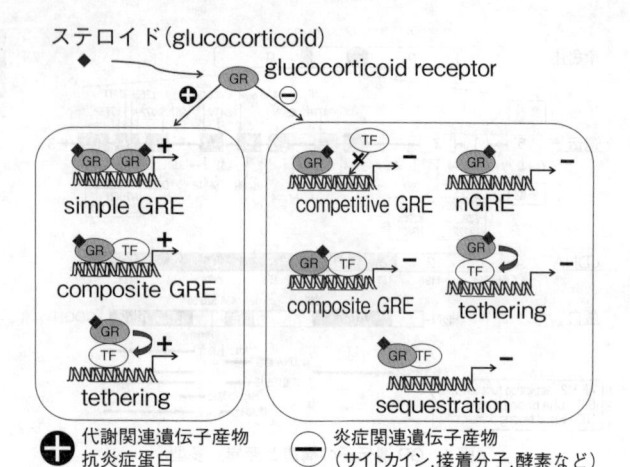

図2 GRによる転写調節機構
(Métivier R, et al：EMBO Rep 7：161-167, 2006 より引用)

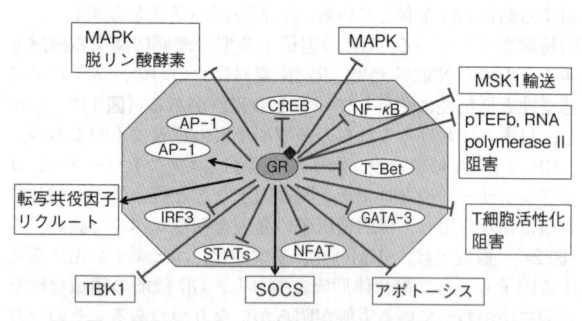

図3 ステロイドの免疫抑制, 抗炎症機構（仮説）
(Rhen T, et al：N Engl J Med 353：1711-1723, 2005 より引用)

離させ，抗原刺激の際にもT細胞受容体を介した細胞内情報伝達は活性化されない，というものである[8]．ステロイドの免疫抑制作用の新たなメカニズムを提唱したものとしてきわめて興味深いが，今後の検討が必要であろう．

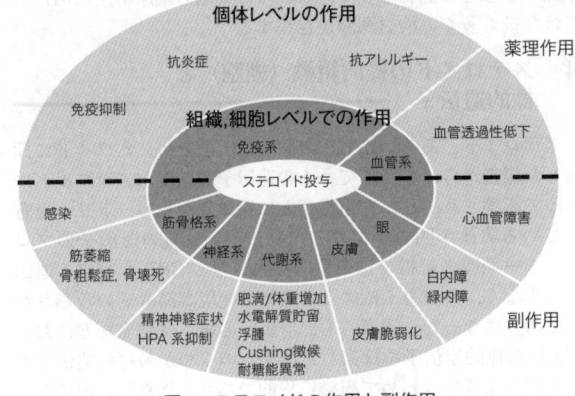

図4 ステロイドの作用と副作用
(Buttgereit F, et al：Lancet 365：801, 2005 より引用，著者一部改変)

3. ステロイドの作用の多様性とその分離

生理的にもステロイドは多くの組織に，しかも，多様に作用する（**図4**）．現時点ではステロイドの作用の主体はやはりゲノミックな経路を介していると考えられている．GR はほぼ1種類であることを前提とすると，ステロイドの多彩な作用の分子基盤は各組織における GR 以降の作用機構の多様性に求められる．これらのステロイドの薬理作用を主作用，ステロイド本来の，代謝などに与える作用が過剰になり生体に不利益を生じる場合を副作用と定義すると，作用と副作用の多彩さは転写共役因子の各組織における発現動態など，各標的組織側の因子によると考えるのが妥当である．今後，おのおのの作用，副作用の責任遺伝子の同定などにより，ステロイドの作用機構のみならず副作用発生機構の理解と対策が進展するとともに，作用と副作用を分離可能な selective GR modulator（SGRM）の開発が望まれる．すでに，転写活性化作用に比して転写抑制活性をより強く発現させうる SGRM のプロトタイプともいえるリガンドが多く報告されている．そのいくつかは，炎症性疾患のモデル動物においても視床下部-下垂体-副腎系に抑制を与えずに従来のステロイドと同等な抗炎症作用を有するらしい．しかし，GR による転写の活性化が副作用，抑制が主作用，というモデルは

単純すぎるとの批判も多く，これらの薬剤の臨床応用にあたっては今後も多くの検討課題が存在する[9,10]．

4. ステロイドの標的組織（細胞）と標的遺伝子

ステロイド，あるいは GR の標的遺伝子をゲノムワイドに探索した報告から，きわめて多くの遺伝子の発現がステロイドによって影響され，しかも組織ごとに特徴的なレパートリーを有している実体が明らかになっている．それらの遺伝子のプロモーター領域の解析では典型的な回文型の GRE を有する遺伝子は少なく，やはり GR による遺伝子発現調節機構の多彩さが浮き彫りになった．筆者らも，肝臓，心臓，骨格筋などにおいて GR の標的遺伝子を探索した結果，いくつかの標的遺伝子の発現制御様式はきわめて組織特異的であり，異なった組織間ではステロイドの作用も真逆になる場合があることに驚いている[11]．たとえば，ステロイドの抗炎症作用のメカニズムとしてシクロオキシゲナーゼ 2（COX2）の遺伝子発現抑制作用はつとに有名である．しかし，心筋においてステロイドは COX2 遺伝子発現を他のプロスタグランジン合成酵素の遺伝子とともに正に制御する．しかも，かかるステロイドによる COX2 の誘導は虚血時における心筋保護に密接に関与しているらしい[12]．GR 標的遺伝子の探索はこのように従来の概念を覆す成果に結びつく可能性があり，システム生物医学的なアプローチを取り入れて精力的に研究中である．それらの生物学的意義の検証にはさらなる検討が必要であるが，ステロイドの内分泌や薬理に早晩新知見がもたらされることは疑いなく，生体の恒常性維持機構の本質に迫れるものと期待している[13]．

末梢血単核球を用いてステロイドの標的遺伝子を探索した研究を例にステロイド作用の複雑さを紹介する[14]．ステロイドは炎症性サイトカイン IL-1β, lymphotoxin-β, IL-1, IL-8, IFN-α, IFN-β や IL-8, Mip-1β, Mip-3β, Mcp-2, Mcp-3, Mcp-4, TARC, eotaxin などのケモカインの mRNA 発現を抑制し，炎症性サイトカインの発現を負に制御する TGF-β3, IL-10, IL-10R の mRNA 発現を増強する．また，IL-1 のデコイである IL-1R II の mRNA 発現も亢進する．これらの作用の多くはステロイドの抗アレルギー，炎症・免疫抑制作用の分子基盤としてすでに報告されている．その一方で，むしろ炎症には促進性に関与すると考えられる IL-1R I，IL-6 受容体などの gp130 サブ

ユニット，IL-8，IFN，TNFなどの受容体のmRNA発現は増加させる．また，自然免疫に関与する分子に関しても，CD163（スカベンジャー受容体の1つ），TLR-4，TLR-2のmRNA発現が亢進し，TLR-3のmRNA発現は低下していた．この結果からも，ステロイドのアレルギー，炎症，免疫機構に与える作用は単純に一方向性ではなく，病態や細胞種によっても異なっていることから，多くの作用のダイナミックな総和であることが容易に推察される．しかも，かかる総和は，同一組織においても時間的空間的に，時には質的量的に変動する可能性もある．したがって，ステロイドの各疾患における作用機序を解明するには，病態におけるステロイドの標的組織（細胞）を明らかにし，おのおのの組織（細胞）における標的遺伝子を発現のダイナミズムとともに探索しなくてはならない．それらの相互関連を含めた生物学的意義の検証には，遺伝子改変動物，疾患動物モデルなどを用いるのみならず，システム生物医学などの新しいサイエンスをも積極的に応用する必要があるだろう．その1つの例として，ドイツがん研究センターのG. Schuetz教授らによる研究を紹介する．彼らはGR遺伝子破壊マウスを世界で初めて報告し，GRが生存に必須であることを証明した．その後，Cre-loxPシステムを用いて機能選択的，組織特異的なGR遺伝子破壊マウスの作出に成功し，各組織におけるステロイドの作用を考察するうえで示唆に富む報告を数多く行っている．今回，彼らは，DNA結合能を欠いたGRをノックインしたGRdimマウス（GRE依存性の転写活性化能を欠如する），T細胞，骨髄球系細胞，皮膚角化細胞特異的なプロモーター（おのおの，Lck, LysM，K14）などを用いておのおのの組織特異的にGRを欠失させたマウスを駆使し，自己免疫性脳脊髄炎モデルマウスとジニトロフルオロベンゼン，オキサゾロンで誘発した接触皮膚炎モデルマウスにおけるステロイドの標的細胞とメカニズムを詳細に解析した．その結果，ステロイドの標的細胞はおのおののモデルで異なっており，自己免疫性脳脊髄炎モデルマウスではT細胞，接触皮膚炎ではマクロファージや顆粒球系細胞であると結論した．また，接触皮膚炎の病態にはTNFは関与していないことも示された[15,16]．以上から，ステロイドの治療標的や作用機構も病態，疾患ごとに大きく異なっていることが明確になったといえる．すなわち，ステロイドの治療的意義を明らかにし新たなGR標的療法を創成するためには，各疾患病態ごとにその作用機構を詳細に解明し，標的細胞ならびに標的遺伝子

選択的な薬剤や治療を開発しなくてはならないという行動原理が確立されたといえる．

◆まとめ

ステロイドは古い薬であるが，その作用機構の詳細はいまだに不明であり，副作用の問題も未解決である．その一方で，現代的手法によって生体内においてGC-GR系が多くの基幹的生理機能の基盤を担う実体が解明されつつある．現在のステロイド療法が「最良のステロイド療法」に向けてさらに改良されることは確実である．

文 献

1) 田中廣壽：ステロイド薬の作用機構．ステロイド薬の選び方・使い方ハンドブック，山本一彦（編），羊土社，東京，pp.12-17，2007
2) Kliewer SA, Goodwin B, Willson TM：The nuclear pregnane X receptor：a key regulator of xenobiotic metabolism. Endocr Rev 23：687-702, 2002
3) Tomlinson JW, Walker EA, Bujalska IJ, et al：11β-hydroxysteroid dehydrogenase type 1：a tissue-specific regulator of glucocorticoid response. Endocr Rev 25：831-866, 2004
4) White PC, Mune T, Agarwal AK：11β-hydroxysteroid dehydrogenase and the syndrome of apparent mineralocorticoid excess. Endocr Rev 18：135-156, 1997
5) 田中廣壽：グルココルチコイド受容体遺伝子．高血圧（第3版）．日本臨牀 64(suppl. 5)：353-356，2006
6) Métivier R, Reid G, Gannon F：Transcription in four dimensions：nuclear receptor-directed initiation of gene expression. EMBO Rep 7：161-167, 2006
7) Rhen T, Cidlowski JA：Antiinflammatory action of glucocorticoids--new mechanisms for old drugs. N Engl J Med 353：1711-1723, 2005
8) Löwenberg M, Verhaar AP, Bilderbeek J, et al：Glucocorticoids cause rapid dissociation of a T-cell-receptor-associated protein complex containing LCK and FYN. EMBO Rep 7：1023-1029, 2006
9) Rosen J, Miner JN：The search for safer glucocorticoid receptor ligands. Endocr Rev 26：452-464, 2005
10) 吉川賢忠，田中廣壽：ステロイド受容体作動薬の新規開発動向．日本臨牀 66：25-37，2008
11) Yoshikawa N, Nagasaki M, Sano M, et al：Ligand-based gene

expression profiling reveals novel roles of glucocorticoid receptor in cardiac metabolism. Am J Physiol Endocrinol & Metab 296：E1363-1373, 2009
12) Tokudome S, Sano M, Shinmura K, et al：Glucocorticoid protects heart from ischemia-reperfusion injury through activating Lipocalin-type prostaglandin D synthase-derived PGD$_2$ biosynthesis. J Clin Invest 119：1477-1488, 2009
13) Noriaki Shimizu, Noritada Yoshikawa, Naoki Ito, et al：Crosstalk between glucocorticoid receptor and nutritional sensor mTOR in skeletal muscle. Cell Metab 13, 170-182, 2011
14) Galon J, Franchimont D, Hiroi N, et al：Gene profiling reveals unknown enhancing and suppressive actions of glucocorticoids on immune cells. FASEB J 16：61-71, 2002
15) Tuckermann JP, Kleiman A, Moriggl R, et al：Macrophages and neutrophils are the targets for immune suppression by glucocorticoids in contact allergy. J Clin Invest 117：1381-1390, 2007
16) Wüst S, van den Brandt J, Tischner D, et al：Peripheral T cells are the therapeutic targets of glucocorticoids in experimental autoimmune encephalomyelitis. J Immunol 180：8434-8443, 2008

第1章 3 ステロイドの種類

川合眞一

summary

- 合成ステロイドは，ヒドロコルチゾンを基に化学修飾されており，グルココルチコイド作用の増強，電解質コルチコイド作用の減弱，剤形変更などが図られている．
- ステロイドの種類によって代謝経路が大きく異なる．
- ステロイドには経口剤，坐剤，注射剤，外用剤とさまざまな剤形があるが，それぞれの用法に関する警告や禁忌事項に留意する．
- グルココルチコイド作用・副作用は，ステロイドの種類による違いは本質的にはない．ただし臨床的には若干の性質の違いがある．

1948年，Hench は世界で初めて合成副腎皮質ステロイド（以下，ステロイド）を関節リウマチ患者に使用して劇的な効果を得たが，最初に使用したステロイドはコルチゾンの注射剤であった．その後多くの合成ステロイドが作られ，臨床に使われてきた．本項ではその種類を解説し，使い方についてまとめたい．

A 種類

1. 構造

図1 には，主な合成ステロイドの構造と作用の特徴を示した[1]．内因性ステロイドであるヒドロコルチゾン（コルチゾール）を基に，図に示した化学修飾により抗炎症・免疫抑制作用および糖代謝に関係したグルココルチコイド作用の増強，ナトリウム保持などの電解質コルチコイド作用の減弱，または水溶性製剤などへの剤形変更が図られている．

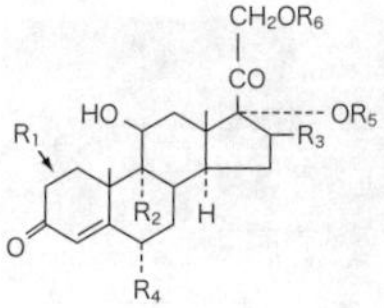

R₁：=(二重結合) 作用増強　**表1**のプレドニゾン以下
R₂：F 作用増強　**表1**のトリアムシノロン以下
R₃：CH₃ 作用増強　**表1**のデキサメタゾン以下
R₄：CH₃ 電解質作用の低減　メチルプレドニゾロン
R₅，R₆ の一方または両方のエステル体
　脂溶性エステル：局所効果の増強，皮膚用剤，関注剤など
　水溶性エステル：静注剤，点眼剤など

母体のヒドロコルチゾン (コルチゾール)
R₂，R₃，R₄，R₅，R₆：H

図1　主な合成ステロイドの構造と作用の特徴
(「浦部晶夫, 島田和幸, 川合眞一編：今日の治療薬 2013 年版, p. 242, 南江堂」より許諾を得て転載)

表1　主な合成ステロイドの特徴

合成ステロイド	抗炎症効果	Na保持作用	作用時間*(時間)	換算用量(mg)
ヒドロコルチゾン(コルチゾール)	1	1	8〜12	20
プレドニゾロン	4	0.8	12〜36	5
メチルプレドニゾロン	5	0.5	12〜36	4
トリアムシノロン	5	0	12〜36	4
デキサメタゾン	25	0	36〜72	0.75
ベタメタゾン	25	0	36〜72	0.75

*生物学的半減期
(Schimmer BP, Parker KL：Goodman & Gilman's The Pharmacological Basis of Therapeutics, 11th ed, Brunton LL, Lazo JS, Parker KL, eds, McGraw-Hill, pp. 1587-1612, 2006 より引用改変)

表1には，基本となる構造を有した合成ステロイドの臨床薬理学的特徴，すなわちヒトにおける抗炎症作用 (免疫抑制および糖代謝に関連した作用と同等)，ナトリウム保持作用の力価，生物学的半減期，抗炎症・免疫抑制薬として使用する際の換算量をまとめた[1,2]．たとえば，ナトリウム保持作用が相対的に弱いステロイドの水溶性製剤ができたことから，ステロイドパルス療法のような超大量のステロイド治療が可能となった．ただし，**表1**のメチルプレドニゾロン以下のステロイドでも，超大量投与ではナトリウム保持およびカリウム排泄，さらに心負荷

表2 各種グルココルチコイドの主要代謝経路

	代謝経路					尿中代謝産物			
						抱合型			非抱合型
	A環還元	11位酸化	20位還元	6位水酸化	側鎖切断	グルクロン酸抱合	硫酸抱合	その他	
ヒドロコルチゾン	ﬞ	ﬞ	ﬞ	+	+	ﬞ	+	+	+
プレドニゾロン	±	ﬞ	ﬞ	+	+	ﬞ	+	+	ﬞ
メチルプレドニゾロン	−	+	ﬞ	ﬞ	?	+	+	+	ﬞ
デキサメタゾン	−	+	+	ﬞ	?	+	?	?	+
ベタメタゾン	−	+	+	ﬞ	?	+	+	+	ﬞ

cortisol の主要な代謝部位と代謝酵素

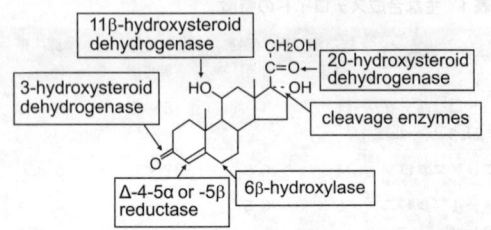

- 11β-hydroxysteroid dehydrogenase
- 20-hydroxysteroid dehydrogenase
- 3-hydroxysteroid dehydrogenase
- cleavage enzymes
- Δ-4-5α or -5β reductase
- 6β-hydroxylase

(川合眞一, 市川陽一, 本間光夫：合成ステロイド剤の代謝. 最新医学 39：1556-1563, 1984 より改変)

増大などの副作用は発症しうる.

ストレスのない状態での健常成人の副腎皮質からは, ヒドロコルチゾン換算で約 10 mg/日のステロイドが分泌されている. したがって, たとえばプレドニゾロン 5 mg 錠中には, 成人 1 日分泌量の約 2 倍量相当を含んでいることになる.

2. 代謝経路

表2には, 一部の合成ステロイドの主要代謝経路を示した[3]. ステロイド代謝は A 環還元, 11β 位酸化, 20 位還元, 6β 位水酸化, 側鎖切断の経路があり, それぞれ表2下図に示した代謝酵素が知られている. また, グルクロン酸抱合などにより水溶性を増して尿に排泄される. しかし, これらの代謝経路の配分は, 表のようにステロイドの種類によって大きく異なっている. この違いのために尿中排泄率や血中半減期などが異なってくる.

ステロイドの 6β 位水酸化は, 肝の薬物代謝酵素である CYP3A4 で行われる. そのため, リファンピシンなどの

表3 合成ステロイドの剤形（広義の DDS）

剤　形		製剤例	特　徴
経口剤	錠剤	各種錠剤	基本となる錠剤には成人副腎1日分泌量または約2倍量に相当する用量を含有*
	散剤	各種散剤	微量の調節に便利
	シロップ	リンデロンシロップ	小児用
坐剤		リンデロン坐剤	潰瘍性大腸炎に適応
注射剤	水溶性製剤	ソル・コーテフ	内因性ステロイドの水溶性注射剤
		ソル・メドロール	パルス療法など大量投与可能
		デカドロン注射液	〃
	懸濁剤	ケナコルト-A	局注で持続効果
		デポ・メドロール	〃
	ターゲット製剤	リメタゾン	炎症局所に集積
外用剤	皮膚外用剤	各種軟膏，クリーム，ローション	ステロイドの種類，剤形とも多種類あり
		パンデル，リドメックス	皮膚外用のアンテドラッグ
	噴霧剤（鼻）	フルナーゼ，アルデシンAQネーザル	アンテドラッグ（エアゾール）
	〃（気管支）	フルタイド，キュバール	〃　（　〃　）
	〃（　〃　）	フルタイド，パルミコート	〃　（ドライパウダー）
	〃（口　腔）	サルコート	〃　（　〃　）
	点眼薬	各種点眼薬	
	口腔用剤	ケナログ	軟膏
		アフタッチ	付着型の錠剤
	浸透性外用剤	ファルネゾンゲル	外用剤だが，関節に浸透して作用する

DDS：drug delivery system
*プレドニゾロンには1 mg錠剤もあり，散剤同様微量の調節に便利
（「浦部晶夫，島田和幸，川合眞一編：今日の治療薬 2013年版，p. 243，南江堂」より許諾を得て一部改変し転載）

CYP3A4 誘導薬を併用すると，6β 位水酸化経路が主要な代謝経路であるデキサメタゾンやベタメタゾンの代謝は特に亢進し，効果が大きく減弱する．また，胎盤にはⅡ型の 11β-ヒドロキシステロイドデヒドロゲナーゼが多く発現しており，プレドニゾロンは活性のないプレドニゾンに転換する．そのため，デ

キサメタゾンなどに比べて，プレドニゾロンは胎児への影響が少ない．

3. 剤形・DDS

表3には合成ステロイドの剤形または広義のDDS（drug delivery system）による分類を示した[1]．ステロイドは臨床では経口剤がもっとも使われるが，錠剤・散剤・シロップ剤のいずれも，その吸収率は70〜100%である．そのため，経口剤から注射剤に切り替える際に増量したり減量したりする必要はない．ただし，ステロイドの1日量が同様でも分割投与したほうが有効性は増すことから，経口剤と注射剤の切り替えの際に投与時間などの用法も同時に変更すると，結果的に異なった薬効のように感じられることがある．

ステロイドは脂溶性であるため，そのままでは静脈内投与ができない．そのため前述のような水溶性製剤が開発され，点滴投与や超大量投与が可能となった．一方，懸濁剤は局所にとどまることを目的に開発され，皮下，筋肉，関節腔内などの局所注射に用いられる．

多くの皮膚外用剤が開発されており，皮膚科診療では欠かせないものになっている．また，関節リウマチに対しては，静脈投与ながら関節滑膜に集積する性質のあるターゲット製剤も一部に使われている．アンテドラッグはプロドラッグに対する概念だが，気管支喘息治療における吸入ステロイドの有用性はきわめて高い．

表4に，ステロイドの剤形と用法に関係した警告と禁忌に関する添付文書情報をまとめた[1]．いずれも十分に留意して使用すべき点ではあるが，たとえば，米国では関節リウマチに投与されるような低用量のステロイド投与は，生ワクチンの禁忌になっていない．

B 使い分け

抗炎症作用そのものについては，合成ステロイド間に力価以外の大きな違いはない．しかし，脂溶性の程度，血中蛋白との結合，体内分布，血中半減期，受容体との親和性，代謝経路などが異なっているため，生物学的半減期が異なり，さらに臨床的には若干性質が異なってくる．プレドニゾロンは上記のさまざまな性質がいずれも中等度であるためもっとも使いやすいス

表4 ステロイドの剤形と用法に関係した警告と禁忌

全身投与のステロイド	生ワクチン投与不可*
注射剤	感染症のある関節腔内,滑液嚢内,腱鞘内または腱周囲,動揺関節の関節腔内の注射は禁忌
パルス療法	緊急時に十分対応できる医療施設,十分な知識・経験を持つ医師のもと,適切と判断される症例にのみ実施.患者選択は併用薬剤の添付文書参照.患者・家族へ十分説明し同意を得て投与.血清クレアチニン高値の敗血症症候群および感染性ショックに大量投与で死亡率増加
皮膚外用剤	皮膚局所感染,鼓膜に穿孔のある湿疹性外耳道炎,潰瘍,第2度深在性以上の熱傷・凍傷での使用は禁忌

*米国 CDC の見解ではプレドニゾロン 20 mg/日以下は可だが,エビデンスは不十分
(「浦部晶夫,島田和幸,川合眞一編,今日の治療薬 2013 年版,p. 246,南江堂」より許諾を得て転載)

テロイドだが,科学的な意味づけのみならず,歴史的・経験的要素も大きい.ヒドロコルチゾンは内因性ステロイドであることから,より生理的な作用を求める場合に適している.プレドニゾロン治療に良好に反応しない場合,同力価の他のステロイド,たとえばベタメタゾンなどへの変更が有効なことがある.しかし,この点は予測不能であり,試みてみる他ない.

ヒドロコルチゾンとプレドニゾロンが血中の CBG (corticosteroid binding globulin:コルチコステロイド結合グロブリン)と結合するのに対し,他の合成ステロイドは CBG とは結合せず,アルブミンと弱く結合する.血清蛋白との結合が弱いステロイドのほうが筋肉や他の組織に拡散しやすく,末梢の作用は発揮しやすいのと同時にステロイド筋症がより強いとされる.ただし,こうした種類による副作用の違いなどは,あくまで相対的なものである.

◆まとめ

ステロイドの種類を解説した.ステロイド使用にあたっては

副作用情報も重要だが,基本的には種類による本質的な違いはない.ステロイドは臨床に使われるようになってから60年以上の歴史があるが,現在でも重要な薬物である.適用を十分に考えたうえで,使う時にはその特徴を知ってうまく使うことが大切である.

ワンポイントアドバイス

ステロイドの種類には,それ自体の構造の違いによるものと,製剤の違いによるものとがある.臨床医は,これらの違いを十分に知って病態により使い分けることが必要である.

文 献

1) 川合眞一:副腎皮質ステロイド.今日の治療薬 2013, 浦部晶夫, 島田和幸, 川合眞一(編), 南江堂, 東京, pp.240-247, 2013
2) Schimmer BP, Parker KL : Adrenocorticotropic hormone ; adrenocortical steroids and their synthetic analogs ; inhibitors of the synthesis and actions of adrenocortical hormones. Goodman & Gilman's The Pharmacological Basis of Therapeutics, 11th ed, Brunton LL, Lazo JS, Parker KL, eds, McGraw-Hill, New York, pp.1587-1612, 2006
3) 川合眞一, 市川陽一, 本間光夫:合成ステロイド剤の代謝.最新医学 39:1556-1563, 1984

第1章
4 ステロイドと他剤との相互作用

針谷正祥

summary

- ステロイド使用時には薬物相互作用を念頭に置き，他科・他院の処方内容も常にチェックする．
- 薬物相互作用は薬物動態学的相互作用と薬力学的相互作用に分類できる．
- ステロイドの代謝はチトクロームP450（CYP）を誘導する薬物によって促進され，薬効が減弱する．ステロイド自身がCYPを誘導し，併用薬の作用に影響を与える場合もある．
- 薬物相互作用が考えられる場合には，ステロイドの有効性を維持し，副作用が増強しないようにステロイドおよび併用薬の種類・投与量・投与間隔などを適宜調節する．

A 薬物相互作用と機序

　副腎皮質ステロイド（ステロイド）はさまざまな疾患に用いられるが，単剤で処方されることはまれで，他剤と併用されることが非常に多く，臨床医は薬物相互作用を常に念頭に置く必要がある．

　薬物相互作用の中には機序が明確でない場合もあるが，基本的に，薬物動態学的相互作用と薬力学的相互作用に分類できる[1]．前者は，薬物の吸収・分布・代謝・排泄が変化し，結果的に作用部位（副作用を含めて）での薬物濃度が増減することによって引き起こされる相互作用である．肝代謝の変化による薬物相互作用がもっとも多く知られている．

　後者は，併用される2種類の薬剤の薬理作用に基づく相互作用である．薬理作用が同一であればその効果が増強され，拮抗する作用であればその効果が減弱される．

B　薬物動態学的相互作用

1. 薬物動態学的相互作用の分類と対策

　ステロイドと他剤の薬物動態学的相互作用は，他剤がステロイドの体内動態を変化させる場合と，ステロイドが他剤の体内動態を変化させる場合に分けられる．前者のうち，ステロイドの血中濃度を低下させる相互作用であれば，必要な治療効果が得られるようにステロイドの投与量を増量する，併用薬剤を薬物相互作用の少ない同種同効薬に変更するなどの対策が考えられる．逆に，ステロイドの血中濃度を上昇させる相互作用であれば，副作用を回避するためにステロイドの投与量を減量する，併用薬剤を変更するなどの対策をとる．薬物動態学的相互作用を持つ併用薬剤を中止するとステロイドの血中濃度も変化するので，ステロイド投与量を忘れずに調節する．

　ステロイドが他剤の薬物動態を変化させる場合に，ステロイド投与量を変更できなければ，他剤の投与量・投与間隔を調整して対処するか，他剤を薬物相互作用の少ない同種同効薬に変更する．

　薬物動態学的相互作用をモニタリングする方法として，薬物血中濃度測定（therapeutic drug monitoring：TDM）が知られている．抗てんかん薬，カルシニューリン阻害薬など，一部の薬物については一般臨床でもTDMが用いられている．TDMを用いることによって，薬物動態学的相互作用がある場合でも至適血中濃度を維持できるように投与量を調節することが可能になる．

2. チトクロームP450（CYP）[2)]

　生体内において脂溶性薬剤の代謝に関してもっとも重要な役割を持つ酵素で，肝臓での活性が特に強い．ヒトではこれまでに30以上の分子種が報告され，薬物代謝に関与するCYPはCYP1〜4までのファミリーに分類されている．基質特異性がきわめて低く，1つの分子種で多くの薬物を代謝し，1つの薬物の代謝経路には複数のCYPが関与する．CYPはある種の薬剤や化学物質による発現誘導を受けたり，酵素活性が阻害されたりする場合があり，薬物動態学的相互作用の主な原因となっている．現在，臨床で用いられている薬物の8割以上がCYPにより代謝されている．

表1 ステロイドの代謝を促進または抑制する薬剤

ステロイドの代謝	ステロイドの効果	併用薬剤名	機序
⇧	⬇	フェノバルビタール，フェニトイン，リファンピシン	CYPを誘導し，ステロイドの代謝を促進．ステロイドの体内での濃度が低下し，効果が減弱．
⬇	⇧	タクロリムス，シクロスポリン	multi-drug resistant protein-1 (MDR-1) (P糖蛋白)の発現を抑制し，ステロイドの細胞外への排出を抑制し，効果を増強[3]．
		エリスロマイシン	CYP3A4と複合体を形成し，ステロイドの代謝を抑制し，消失半減期を延長．その結果，ステロイドの効果が増強する場合がある[2]．

 薬物代謝に関与するCYPの割合は，CYP3Aが50％以上を占め，CYP2D6，CYP2Cがこれに続き，この3つのCYPで全体の90％以上の薬剤を代謝する．生体内での薬物代謝は，代謝部位に存在する酵素の活性とその発現量で決定されるため，ある薬物に対して *in vitro* で代謝活性が高いCYPが *in vivo* でも主要な代謝酵素であるとは必ずしも限らない．

3. ステロイドの代謝に影響する薬剤

 ステロイドの代謝を促進または抑制することによって，ステロイドの薬理作用を減弱または増強する薬剤を**表1**に示した．
 ステロイドの代謝を促進する薬剤として有名なリファンピシン，フェニトインはプレドニゾロン（プレドニン®）の半減期を約1/2に短縮する[4,5]．これらの薬剤によるCYPの誘導には数日～数週間必要であり，投与中止後も相互作用は一定期間持続する．

表2 ステロイドによって代謝が促進または抑制される薬剤

併用薬の代謝	併用薬の効果	併用薬剤名	機序
↓	↑	シクロスポリン	高用量のメチルプレドニゾロンと併用により，シクロスポリン血中濃度が233%に上昇．シクロスポリンによってプレドニゾロンのクリアランスが25%低下[2]．
↑	↓	アスピリン，ドネペジル塩酸塩，シクロホスファミド，メシル酸サキナビル	ステロイドがCYPを誘導し，各種薬剤の代謝を促進する結果，薬効が減弱．

4. ステロイドによって代謝が影響される薬剤

ステロイドが併用薬剤の代謝を促進または抑制することによって，併用薬剤の薬理作用を減弱または増強する組み合わせを表2に示した．

シクロスポリンとステロイドは相互に代謝を抑制する．アスピリンとステロイドを併用すると，アスピリンの肝臓代謝と腎排泄が促進され，アスピリンの血中濃度が低下する．ドネペジル塩酸塩とデキサメタゾンを併用すると，デキサメタゾンがCYP3A4を誘導し，ドネペジル塩酸塩の代謝が促進され，効果が減弱する可能性がある．

C 薬力学的相互作用

1. 薬力学的相互作用の分類と対策

2種類の薬剤の作用部位での薬理作用が類似していれば作用・副作用が増強し（協力作用），相反していれば作用・副作用が減弱する（拮抗作用）．ステロイドの作用と副作用を理解していれば，相互作用の予測は必ずしも困難ではない．いずれの場合にも，適切な治療効果を維持しつつ，副作用が増強しないよ

表3 ステロイドと各種薬剤の薬力学的相互作用

薬力学的相互作用	併用薬剤	相互作用の内容	対策
協力作用	免疫抑制薬	免疫機能の過剰抑制と易感染性	臨床的な指標としてリンパ球,血清免疫グロブリン濃度などを使用.疾患活動性の指標を治療開始前に明確にし,不必要な免疫抑制をかけないように注意し,計画的にステロイドを減量.
	カリウム排泄性利尿薬	低カリウム血症	カリウム保持性の利尿薬を使用.
	消炎鎮痛薬	消化管粘膜障害(消化性潰瘍や出血)	消炎鎮痛薬の使用を最小限にとどめ,プロトンポンプ阻害薬を併用.
	活性型ビタミンD製剤	高カルシウム尿症,尿路結石	ステロイドは尿細管でカルシウム吸収阻害,骨吸収促進,活性型ビタミンD製剤は腸管からのカルシウム吸収促進.尿中・血中カルシウム濃度のモニタリング.
拮抗作用	ワルファリンカリウム	抗凝血作用を減弱させる可能性	定期的なPT測定とワルファリンカリウムの投与量・間隔調節.
	経口糖尿病薬	血糖コントロール不良	血糖値,HbA1cなどの定期的な測定,必要に応じてインスリン製剤を導入.
	降圧薬	血圧コントロール不良	血圧を定期的に測定し,降圧薬の種類・量を調整.

第1章 ステロイドの基礎

うに薬剤の組み合わせ,投与量・投与間隔を調整する.あるいは,副作用発現を予防する薬剤を投与する.

2. ステロイドと薬力学的相互作用を示す薬剤と対策[2]

代表的な薬力学的相互作用とその対策を**表3**に示す.

ワンポイントアドバイス

ステロイドの薬剤相互作用の仕組みをしっかりと理解することによって、より有効かつ安全に使用できるようになる. 高齢者, 慢性疾患罹患患者では, 複数の診療科あるいは医療機関を受診する場合もまれではなく, 他科・他院での処方を患者に常に確認してほしい.

文 献

1) 緒方宏泰, 増原慶壮, 松本宣明:臨床薬物動態学, 丸善, 東京, 2005
2) 加藤隆一:臨床薬物動態学, 南江堂, 東京, 2005
3) Tsujimura S, Saito K, Nawata M, et al:Overcoming drug resistance induced by P-glycoprotein on lymphocytes in patients with refractory rheumatoid arthritis. Ann Rheum Dis 67:380-388, 2008
4) 杉山正康:薬の相互作用としくみ, 医歯薬出版, 東京, 2005
5) 日本医薬品集フォーラム:日本医薬品医療薬, じほう, 東京, 2009

第2章

ステロイドの使い方

第2章
1 関節リウマチ

近藤裕也, 住田孝之

summary

- ステロイドは, たとえ大量に用いても関節リウマチを根治させることは不可能である.
- ステロイドは, 発症早期の関節リウマチに対して疾患修飾性抗リウマチ薬との併用により関節破壊の抑制効果を示す.
- ステロイドは少量であっても長期的な投与により副作用を誘発する.
- ステロイドの使用にあたっては適応を十分に検討して必要最少量を使用し, 速やかな減量, 離脱を図る必要がある.
- 関節リウマチの関節外症状は, 生命予後や QOL に大きくかかわる可能性があるため, ステロイドは絶対適応である.

A 疾患解説

1. 病態

関節リウマチ (rheumatoid arthritis：RA) は, 寛解と再燃を繰り返しながら慢性かつ進行性に経過する多関節炎である. RA においては, 自己反応性 T 細胞の出現が発症に重要である. 活性化した自己反応性 T 細胞は炎症性サイトカインの産生によって, 好中球やマクロファージといった炎症細胞の関節局所への誘導や滑膜細胞の異常増殖を惹起し, これらから TNF-α, IL-6, IL-1 などの多量の炎症性サイトカインが産生されて炎症は増幅される. また炎症性サイトカインは, 破骨細胞の分化および活性化やマトリックス・メタロプロテアーゼ (matrix metaroprotease：MMP) などの蛋白分解酵素の産生を

促進し，軟骨や骨の破壊の進行にも関与している．

2. 症状

RAの症状は，関節炎によるものと関節炎以外の関節外症状に分けることができる．

関節炎は，多発性，対称性，移動性であり，手に好発する．特に手関節，近位指節間関節（proximal interphalangeal joint：PIP），中手指節関節（matacarpophalangeal joint：MCP）が侵されやすく，この他，足趾，肘，膝，足関節などが侵される．当初は腫脹，疼痛などの炎症所見が主体であるが，治療によるコントロールが得られずに関節炎が遷延すると関節破壊による関節可動域の低下，拘縮，変形をきたす．RAによる関節破壊は発症後1～3年間の進行がもっとも早いとされる．

RAは皮膚，肺などにさまざまな関節外症状をきたすことが知られており，血管炎が合併している場合には悪性関節リウマチと呼ばれる．

3. 診断

RAの分類基準は，長年にわたって1987年に作成されたアメリカリウマチ学会（American College of Rheumatology：ACR）の基準が用いられてきた（表1）．しかし，この基準は平均罹病期間が約7.7年のRA患者のデータをもとに作成されたものであり，早期RAの診断には不向きである．前述の通り，RAの関

表1 関節リウマチ（RA）の分類基準（アメリカリウマチ学会，1987年）

1. 朝のこわばり（少なくとも1時間以上続くこと）
2. 3カ所以上の関節腫脹
3. 手指PIPまたはMCPまたは手関節の関節腫脹
4. 対称性関節腫脹
5. 手指・手のX線異常（骨びらんなど）
6. 皮下結節（リウマトイド結節）
7. リウマトイド因子陽性

上記7項目のうち4項目以上が認められる場合，RAと診断される．最初の4項目は少なくとも6週間持続していなければならない．

(Arnett FC, et al：The American Rheumatism Association 1987 revised criteria for the classification of rheumatoid arthritis. Arthritis Rheum 31：315-324, 1988 より引用)

節破壊は発症早期の進行がもっとも早いことから,早期診断・早期治療がきわめて重要である.この点を受けて,2010年にアメリカリウマチ学会とヨーロッパリウマチ学会（The European League of Rheumatism：EULAR）が共同で作成した新たな分類基準が発表された[1].この基準においては,少なくとも1ヵ所以上の臨床的に明らかな滑膜炎（関節腫脹）があり,この原因が他疾患で説明されない場合に,滑膜炎の数と分布,血清学的検査（RF,抗CCP抗体）,滑膜炎の持続期間,急性期反応物質（CRP,ESR）を用いたスコアリングシステムによってRA

表2 2010 ACR/EULAR classification criteria

少なくとも1ヵ所以上の臨床的に明らかな滑膜炎（関節腫脹）があり,他の疾患により説明がつかない滑膜炎を有する患者を対象として,下記のスコアリングで10点満点中6点以上を関節リウマチと分類する.

1. 関節病変* (0〜5点)	
1ヵ所の大関節	0
2〜10ヵ所の大関節	1
1〜3ヵ所の小関節	2
4〜10ヵ所の小関節	3
＞10ヵ所の関節（少なくとも1ヵ所の小関節を含む）	5
2. 血清学的因子 (0〜3点)	
RFと抗CCP抗体（ACPA）のいずれも陰性	0
少なくとも一方が低力価（≦正常上限値の3倍）	2
少なくとも一方が高力価（≧正常上限値の3倍）	3
3. 症状の持続期間 (0〜1点)	
6週間未満	0
6週間以上	1
4. 急性期反応物質 (0〜1点)	
CRPとESRのいずれも異常なし	0
CRPとESRのいずれかが異常	1

＊大関節：肩関節,肘関節,股関節,膝関節,足関節
　小関節：MCP関節,PIP関節,第2〜5MTP関節,第1IP関節,手関節

(Aletaha D, et al：Ann Rheum Dis 69：1580-1588, 2010. Arthritis Rheum 62：2569-2581, 2010より引用)

か否かを判定する（**表2**）．現在，日本リウマチ学会で新分類基準の有用性が検討されている段階であるため本基準の詳細は省くが，早期診断では他の原因による関節炎の除外が必要であるため，診断に確信が持てないような場合はリウマチ専門医にコンサルトすべきである．

B ステロイド使用の実際

1. 薬の選択

RAに対してステロイドを用いる場合は，関節症状や関節外症状の改善を目的とした全身投与と関節炎局所に対する関節腔内注入に分けることができる．全身投与は，プレドニゾロン（PSL）の経口投与が一般的であり，その他の製剤を使用する場合も投与量はPSL換算で決定される．ただし妊娠合併症例に投与する場合は，胎児への影響を考慮してPSL以外の薬剤は用いられない．関節腔内注入の場合，注入用ステロイドは局所親和性が高く，全身に吸収された場合にただちに不活化されるトリアムシノロンアセトニドなどを用いるのが望ましい．

表3　RAに対するステロイドのエビデンス

	対象	ステロイド	成績
Kirwan[2]	発症2年未満のRA患者	PSL 7.5 mg/日（DMARD併用は任意）	・臨床症状の改善 ・関節破壊の抑制
Svensson[3]	発症1年以内のRA患者	PSL 7.5 mg/日＋DMARD	・臨床症状の改善（DAS28*による高い寛解率） ・関節破壊の抑制
Wassenberg[4]	発症2年以内のRA患者	PSL 5 mg/日＋DMARD	・関節破壊の抑制（臨床症状改善は，プラセボと有意差なし）

*DAS28：RAの疾患活動性を，左右手関節，MCP関節，PIP関節，肘関節，肩関節，膝関節の28の評価関節中の疼痛・圧痛関節数，腫脹関節数，赤沈，VAS（visual analogue scale）を用いた患者による全般的評価から数値化する．DAS28<2.6が寛解と定義される．

2. 具体的処方例

a. 関節炎に対するステロイドの全身投与

RAにおいて,関節炎に対するステロイド投与は必須ではないが,発症早期例における関節破壊の抑制効果(疾患修飾作用)と早期例・晩期例における症状軽減効果に関するエビデンスが示されている[2,3,4](表3).しかしステロイド単独でRAを根治させることは不可能とされ,ステロイドの減量,中止によって高率に関節炎の再燃が認められる.したがって,妊娠や副作用で非ステロイド性抗炎症薬(non-steroidal anti-inflammatory drugs:NSAIDs)や疾患修飾性抗リウマチ薬(disease modifying antirheumatic drugs:DMARDs)を使用できない場合を除いて,これらの薬剤との併用を原則とし,PSL換算で10 mg/日以下をめどに必要最低限の量を投与する.

> **例** 発症3ヵ月の高疾患活動性の早期RA.QOL低下が著しく,早期の関節破壊が想定される場合.
> ⇒DMARD+PSL 5 mg 分1朝食後または分2朝夕食後(ステロイド服用のタイミングは,RAに特徴的な朝のこわばりの改善を目的として,夕食後などの服用を考慮してもよい).

表4 RAの関節外症状

全身症状	全身倦怠感,易疲労感,微熱
血液	貧血,血小板増加
リンパ節	リンパ節腫脹
皮膚	手掌紅斑,皮膚萎縮,易出血性,皮下結節
筋肉	筋萎縮,筋力低下
神経	末梢神経障害,手根管症候群
骨	骨粗鬆症
眼	上強膜炎,強膜炎,虹彩網様体炎
心臓	心膜炎,弁膜障害
肺	肺線維症,胸膜炎,肺内リウマチ結節
腎臓	続発性アミロイドーシス

b．関節外症状に対するステロイドの全身投与

RA の関節外症状（全身症状や臓器病変）は，一般的に DMARDs に抵抗性であることが多く，生命予後や QOL に大きくかかわる可能性があるため，ステロイド治療の絶対適応である．寛解導入を目的としたステロイドの初期投与量は病態によって異なるが，中等量から大量のステロイド投与を要する（**表4**）．

> **例** RA の経過中に出現した間質性肺炎急性増悪．
> ⇒初期量：PSL 換算で 1 mg/kg の大量のステロイド（ただし感染症の可能性を考慮し，精査と適切な抗生物質治療の併用も必須）．

c．関節腔内注入

活動性の高い関節が 1 個から数個に限定され，その病変のために QOL が著しく低下している時やリハビリテーションが効果的に実践できない時は関節腔内注入の適応と考えられる．用量はトリアムシノロンアセトニドでは小関節には 1〜2 mg，大関節には 10〜20 mg をめどとする．

3. 投与期間と中止のタイミング

a．関節炎に対するステロイドの全身投与

後述の通り，ステロイドは多様な生理活性を有する薬剤であるため，少量であっても長期的な投与によってさまざまな副作用が出現しうる．したがって DMARDs などの効果が発現し，目的とする効果が得られた場合には，急速な減量は病態の再燃や副腎クリーゼを誘発する可能性もあるため，通常 1〜2ヵ月ごとに PSL 換算で 1 mg/日をめどとして漸減し，中止を目指す．

b．関節外症状に対するステロイドの全身投与

関節外症状に対して中等量から大量ステロイドの投与を要した場合には，ステロイド初期量を 4 週程度継続し，改善がみられたら 2〜4 週ごとに 10%ずつ減量する．維持量として PSL 換算で 10 mg 程度を継続する必要がある．

c．関節腔内注入

頻回の関節注入は関節破壊につながるため，注射間隔は同一関節につき 2〜4 週間以上の間隔を空けることを原則とし，できれば 3ヵ月以上空けることが好ましい．

4. 禁忌（注意点）

　RAにおけるステロイドの禁忌は，一般的禁忌と差はない．ステロイドは単独でRAを根治させることは不可能とされ，ステロイドの減量，中止によって高率に関節炎の再燃が認められる．またステロイドは多様な生理活性を有する薬剤であるため，少量であっても長期的な投与によってさまざまな副作用が出現しうる．長期のステロイド療法に伴う副作用に注目したケースコントロールスタディにおいては，副作用出現率はステロイド治療群で頻度が高く，副作用発現のオッズ比はPSL 5〜10 mg/日の服用でステロイド非曝露群の4.5倍，10〜15 mg/日の服用で32.3倍と用量依存性に増加した[5]．またステロイド療法は，生命予後にも影響する可能性が指摘されており，米国のコホート研究では，ステロイド使用により死亡リスクが1.3〜1.6倍に上昇すると報告された．

　以上のように，ステロイドの適切な使用はRAの治療上効果的なものではあるが，種々の副作用と合併症から患者に不利益をもたらすことが起こりうるのも事実である．したがって，その適応を慎重に考慮するとともに，患者から減量と中止の必要性の理解を得たうえで投与を開始することが必要となる．

ワンポイントアドバイス

ステロイドはRAに対する有効性が証明されてはいるが，長期投与による副作用発現の可能性を十分に理解し，適応症例に対して必要最小限を投与することを原則とし，漫然と投与を継続することは厳に慎むべきである．

文献

1) Aletaha D, Neogi T, Silman AJ, et al：2010 Rheumatoid arthritis classification criteria：an American College of Rheumatology/European League Against Rheumatism collaborative initiative. Ann Rheum Dis **69**：1580-1588, 2010. Arthritis Rheum **62**：2569-2581, 2010
2) Kirwan JR：The effect of glucocorticoids on joint destruction in rheumatoid arthritis. The Arthritis and Rheumatism Council Low-Dose Glucocorticoid Study Group. N Eng J Med **333**：142-146, 1995

3) Svensson B, Boonen A, Albertsson K, et al : Low-dose prednisolone in addition to the initial disease-modifying antirheumatic drug in patients with early active rheumatoid arthritis reduces joint destruction and increases the remission rate. Arthritis Rheum 52 : 3360-3370, 2005
4) Wassenberg S, Rau R, Steinfeld P, et al : Very low-dose prednisolone in early rheumatoid arthritis retards radiographic progression over two years. Arthritis Rheum 52 : 3371-3380, 2005
5) Saag KG, Koehnke R, Caldwell JR, et al : Low dose long-term corticosteroid therapy in rheumatoid arthritis : an analysis of serious adverse events. Am J Med 96 : 115-123, 1994

第2章
2 全身性エリテマトーデス

橋本陶子

summary

- 全身性エリテマトーデス（SLE）の治療は，急性期では寛解導入，慢性期では寛解維持が目的となる．
- ステロイドの投与を検討する前には除外診断が必須である．
- 臓器障害の重症度と活動性により，ステロイドの投与量を決定する．
- ステロイド抵抗性の病態および重症例には，免疫抑制薬の併用を検討する．
- ステロイド投与中の精神症状は，NPSLEとステロイド精神病の鑑別を要する．

A 疾患解説

1. 病態

全身性エリテマトーデス（systemic lupus erythematosus：SLE）とは原因不明の慢性炎症性疾患であり，病変は全身・ほぼすべての臓器に出現しうる．また，急性期では治療の目的が寛解導入となるのに対して，慢性期では寛解維持と再燃のモニタリングを行うことが重点となるように，同一症例でも病時期によって治療強度が異なるものの，SLEの治療の中心は基本的に副腎皮質ステロイドの抗炎症・免疫抑制作用によって担われる．

2. 症候

個々の症例において障害の及ぶ臓器やその重症度が異なるため，診断と同時に臓器障害の活動性やその重症度を評価することが必要で，それはステロイド治療の強度の設定とその後の治

表1 SLEの症候とその出現頻度

症候	発症時出現頻度（%）	随時出現頻度（%）
倦怠感	50	74～100
発熱	36	40～80強
体重減少	21	44～60強
関節炎または関節痛	62～67	83～95
皮膚	73	80～91
蝶形紅斑	28～38	48～54
光線過敏	29	41～60
粘膜症状	10～21	27～52
脱毛症	32	18～71
Raynaud症状	17～33	22～71
紫斑	10	15～34
蕁麻疹	1	4～8
腎	16～38	34～73
ネフローゼ	5	11～18
消化管	18	38～44
呼吸器	2～12	24～98
胸膜炎	17	30～45
胸水	—	24
肺炎	—	29
心血管	15	20～46
心膜炎	8	8～48
心雑音	—	23
心電図変化	—	34～70
リンパ節腫脹	7～16	21～50
脾臓腫大	5	9～20
肝臓腫大	2	7～25
中枢神経	12～21	25～75
機能性障害	—	ほとんど全例
精神病	1	5～52
痙攣	0.5	2～20

(Von Feldt JM：Systemic lupus erythematosus. Recognizing its various presentations. Postgrad Med 97, 1995 より引用, 一部改変)

療効果判定を行ううえで非常に重要である．SLE の症候について病時期に応じた出現頻度を**表 1** に示すが，これらの症候には感染症を含む他の炎症性疾患にも広く認められるような非特異的所見や，薬剤性障害として惹起される症候も多い．そのため，ステロイドの投与を検討する前には種々の検査や投与薬剤の中止などにより除外診断を行うことが肝要である．

3. 診断

現在，SLE の診断に広く用いられるのは，アメリカリウマチ学会の SLE 分類基準（1997 年一部改訂）である（**表 2**）．SLE の病型を分類する目的に作成された基準ではあるが，その感度は 95％以上，特異度は 85％以上と診断基準としても有用である．各症候は必ずしも同時期に出現するわけではないため，すべての症候が診断時に顕在している必要はない．これまでに出現した症候を詳細に評価する必要があり，この点では問診の精度が問われる．また，初診時に SLE の分類基準を満たす症候が 4 項目に達さなかった患者においても，そのうち 5～68％が後の時間経過を経て SLE に進展するという報告[1]もあり，SLE の診断に至らずとも疑わしい患者においては，経過観察を行うことが望ましい．SLE の診断において臓器障害の活動性やその重症度を評価することは治療強度の設定とその後の治療効果の判定を行ううえで非常に重要であり，また治療効果判定のマーカーとなりうる評価項目を整理しておくことも必要である．

B ステロイド使用の実際

1. 薬の選択

SLE の治療で実践的に使用される基本的な薬剤は，非ステロイド性抗炎症薬，ステロイド，免疫抑制薬の 3 群である．中でも主体となるのはステロイドであり，通常プレドニゾロン（PSL）として投与する．ステロイドパルス療法にはメチルプレドニゾロンを用いる．

2. 具体的処方例

基本的に内服投与とする．方法は，初期治療では基本的に朝昼夕の 3 分割投与とし，昼または夕の分から漸減する．生理的なホルモン分泌に沿う目的でこのような投与方法をとるが，基

表2 SLEの分類基準（アメリカリウマチ学会，1997年改訂）

1. 頬部紅斑：鼻唇溝を避けた，頬骨隆起部上の平坦あるいは隆起性の固定した紅斑
2. 円板状紅斑：付着する角化性落屑および毛囊塞栓を伴う隆起性紅斑で，陳旧性病変では萎縮性瘢痕形成がみられることもある
3. 光線過敏症：日光に対する異常な反応の結果生じた皮疹が患者の病歴あるいは医師の観察により確認されたもの
4. 口腔内潰瘍：口腔もしくは鼻咽腔潰瘍が医師により確認されたもの．通常は無痛性
5. 関節炎：圧痛，腫脹あるいは関節液貯留により特徴づけられる．2ヵ所あるいはそれ以上の末梢関節を侵す非びらん性関節炎
6. 漿膜炎（aかb）
   a．胸膜炎：胸膜炎によると考えられる疼痛，医師による摩擦音の聴取，あるいは胸水
   b．心膜炎：心電図，摩擦音，あるいは心囊液貯留により確認されたもの
7. 腎障害（aかb）
   a．0.5g/日以上，あるいは定量試験を行わなかった場合は3+以上の持続性蛋白尿
   b．細胞性円柱：赤血球，ヘモグロビン，顆粒，尿細管性円柱，あるいはそれらの混在
8. 神経障害（aかb）：有害な薬物もしくは既知の代謝異常，たとえば尿毒症・ケトアシドーシスあるいは電解質不均衡などが存在しないこと
   a．痙攣
   b．精神障害
9. 血液学的異常（a〜dのいずれか）
   a．溶血性貧血：網状赤血球増加を伴うもの
   b．白血球減少：2回あるいはそれ以上の回数測定し，4000/mm^{3}未満であること
   c．リンパ球減少：2回あるいはそれ以上の回数測定し，1500/mm^{3}未満であること
   d．血小板減少：有害な薬物の投与なしに100000/mm^{3}未満であること
10. 免疫学的異常（a〜cのいずれか）
    a．抗DNA抗体の異常高値
    b．抗Sm抗体の存在
    c．抗リン脂質抗体陽性
       1）IgGあるいはIgM抗カルジオリピン抗体

（次頁に続く）

表2 続き

> 2）標準的検査方法を用いたループスアンチコアグラント陽性
> 3）血清梅毒反応の生物学的擬陽性．少なくとも6ヵ月間陽性で，梅毒トレポネーマ運動抑制試験（TPI）あるいは梅毒トレポネーマ蛍光抗体吸収試験（FTA-ABS）により確認されたもの
>
> 11．抗核抗体：免疫蛍光抗体法あるいはそれと等価の方法で，異常高値を示す抗核抗体を検出すること．経過中のどの時点でもよい．薬剤誘発性ループス症候群と関連することが知られる薬剤の投与歴がないこと．
>
> 観察期間中，経時的あるいは同時に11項目のうちいずれかの4項目，あるいはそれ以上が存在する時，全身性エリテマトーデスと判定する．

(Hochberg, MC：Updating the American College of Rheumatology revised criteria for the classification of systemic lupus erythematosus. Arthritis Rheum 40：1725, 1997 より引用，一部改変)

本的に1日投与量が守られればよく，中等量以下で分割投与を厳格に管理する必要はない．診断の際に評価した重症度により治療強度を決定する．それぞれの具体案を次項に示す．

a．軽症

① ステロイド少量投与（PSL換算で<0.125 mg/kg/日，または<20 mg/日）

② 20 mg/日の投与例：プレドニン®（5 mg錠）4錠　朝2錠，昼1錠，夕1錠

関節炎や皮疹など，軽症例に対しては少量のステロイドを用いる．関節炎に対しては非ステロイド性抗炎症薬，皮疹に対しては外用ステロイドや外用免疫抑制薬による治療も併せて行う．皮膚病変のうち，難治性皮膚潰瘍などは重症として扱う．

b．中等症

① ステロイド中等量投与（PSL換算で0.125～0.5 mg/kg/日，または30～40 mg/日）

② 40 mg/日の投与例：プレドニン®（5 mg錠）8錠　朝4錠，昼2錠，夕2錠

胸膜炎，心膜炎，筋炎，血小板減少症，比較的活動性の低いループス腎炎Ⅲ型，ループス腎炎Ⅴ型，軽度の溶血性貧血に対しては初期治療として中等量のステロイドを投与する．出血を伴うなどの重篤な血球異常や，臓器機能障害を伴う漿膜炎は重

症として扱う．

c．重症

① ステロイド大量投与（PSL換算で0.6〜1 mg/kg/日，または60〜80 mg/日）

② 60 mg/日の投与例：プレドニン®（5 mg錠）12錠　朝4錠，昼4錠，夕4錠

ループス腎炎Ⅳ型，活動性病変・予後不良因子を有するループス腎炎Ⅲ型，ネフローゼ症候群，溶血性貧血，肺高血圧症，肺胞出血や皮膚潰瘍などに代表される血管炎の病態に対して大量のステロイドにより初期治療を開始する．重篤な病態においては，通常のステロイド単独による治療では病勢のコントロールが困難である場合にしばしば遭遇するため，随時ステロイドパルス療法や免疫抑制薬の併用を考慮する．

③ ステロイドパルス療法（メチルプレドニゾロン1 g/日の3日間連続投与を1クールとする）：急速進行性糸球体腎炎（主に活動性の高いループス腎炎Ⅳ型に伴うことが多い），中枢神経ループス neuropsychiatric systemic lupus erythematosus（NPSLE），脊髄障害，血球貪食症候群 hemophagocytic syndrome（HPS），血栓性微小血管障害 thrombotic microangiopathy（TMA），視神経炎，血管炎など，生命の危機や特に重篤な臓器障害が存在する場合，ステロイドパルス療法を行う[2]．早急に強力な免疫抑制作用と抗炎症作用が得られることから，特に炎症性組織傷害の急激な進行が認められ，それが可逆性の変化であると考えられる臓器障害に適用される．1クールで十分な治療効果が得られない場合には数クール施行する．

d．参考：周術期・経口摂取困難時の投与方法（ステロイドカバー）

SLEの治療中に外科的処置などが必要になった際，また経口摂取が困難な際のステロイド投与方法や量の参考例を示す．手術侵襲による投与増量と，経口摂取の制限による経静脈的投与の2項を考慮する．

① 周術期の投与量，期間：当該患者の日常治療量の1倍ないし1.5倍を手術当日から1〜3日にわたって投与する．

② 手術日の投与時間：下記のいずれか．手術の侵襲が大きい場合や投与量が多い場合にbの方法をとる場合がある．

a．手術日朝か手術前に，総量を一度に投与する．
b．手術日朝か手術前と，手術日夕か手術後に，半量ずつ2分割して投与する．

③経口摂取困難時の投与方法：当該患者の日常治療量をそのまま，静注用 PSL として経静脈的投与する．量を増減する必要はなく，経口摂取可能となり次第，同量を経口投与に切り替えてよい．

3. 投与期間と中止のタイミング

SLE は再燃と寛解を繰り返す経過をたどることから，治療中には各臓器障害について随時活動性の評価を行い，以後の治療強度を設定する．そのため，疾患活動性の評価は治療の有効性を判定するうえでも重要となる．

a．初期治療の導入とフォローアップ

初期投与量を原則4週間継続して投与し，寛解導入療法中は少なくとも1週間に一度は疾患活動性を評価する．実際には，おのおのの症例で疾患活動性のマーカーとなりうる検査項目や症候の改善度を観察し，活動性病変の鎮静化が得られたかどうかを判断する．一般に抗 DNA 抗体，低補体血症の改善有無は基本的検査項目としてフォローアップするが，必ずしも正常化するものではないため[3]，これらの項目を根拠に初期治療を延長しないよう留意する．SLE の疾患活動性をスコア化する基準もこれまでに多く検討されており，SLEDAI（SLE disease activity index）や SLAM（systemic lupus activity measure），BILAG（British Isles Lupus Assessment Group）インデックスなどが代表的である．

b．治療効果判定

初期投与量の4週投与で顕性の活動性病変が改善しないなど，治療効果が不十分であると判断した場合には2週単位で初期投与量の投与期間延長を検討すると同時に疾患活動性の再評価を行い，結果によっては治療強度を上げることも考慮する．

c．減量と維持

ステロイドによる十分な治療効果を認めれば，その後2～4週間ごとに5～10％の割合で減量を行い，PSL 換算で5～15 mg/日を維持量とする．維持量に関する一般的な基準はなく，個々の症例に応じた必要十分維持量を推し量って設定する必要がある．必要最小限の量でメンテナンスすることが望ましいが，積極的に減量ないし中止を試みることにより再燃を惹起する可能性があることを十分考慮する．

4. 注意事項

SLE の診療において，ステロイド投与に際して特に注意すべきことは，① 感染症，② 再燃，③ ステロイド精神病，④ 他の治療法の併用要否検討である．おのおのの項目について事項に記す．

a. 感染症

治療経過中に炎症所見が変動をみせた場合は，常に感染症を疑い，毎回除外する必要がある．SLE に限らず，さまざまな自己免疫疾患ないし炎症性疾患の死亡原因の上位に感染症が位置することからも，感染症に対する注意は特に重要である．

一般にステロイド投与によって易感染性が惹起されることの他に，ステロイドの抗炎症効果により感染徴候がマスクされ感染症の重症度が過小評価されることがあることにも留意する．

炎症所見が感染症によるものか原因疾患によるものかを鑑別するのはしばしば困難である．参考となる検査項目を記すが，全身症状や種々の検査結果を総合的に鑑みて治療方針を判断することが必要である．感染症が契機となって SLE の病勢が重症化する可能性もあり，場合によっては感染症の治療と SLE の治療を両立させる必要があるため，感染症の治療とステロイドの減量・中止は短絡させない．

① 炎症反応：SLE そのものの活動性により CRP が亢進することはまれであり，むしろ CRP 値が感染症との鑑別に有用である場合が多い．しかし，臓器障害として漿膜炎や血管炎を有する場合には一般に CRP 値が上昇する場合が多いため，これらの病態に関しては注意を要する．赤沈値は高 γ グロブリン血症や貧血によって亢進する場合があるため，注意する．補体値の上昇が感染傾向をとらえるのに有用な場合がある．

② 画像検査：SLE のステロイド治療経過中に発熱を認めた場合には胸部 X 線写真を撮像してよい．感染症，胸膜炎，心膜炎の診断いずれにも有用である．全身 CT は，炎症所見の原因が不明でかつ治療方針の判断が急を要する場合に施行を検討する．

③ 各種検鏡・培養：喀痰，尿，咽頭，場合によって便の検鏡・培養（好酸菌検査を含む）を行う．尿沈渣は尿路感染症を診断するのにもっとも迅速で簡便な検査であるため，発熱の原因を診断する際には非常に有用である．38℃以上の発熱時には血液培養を行う．培養の結果の到着に数日以上を要するため，培養

結果を待って治療方針を決定することはあまり実際的ではないが，治療方針の変更または継続の根拠となることがあるため，抗菌薬を投与する前に検体の採取・検査を行っておく．

b．再燃

ステロイド減量中の再燃例には通常まず倍量のステロイドを投与するが，再燃時のステロイド投与量が比較的多い場合，また以後のステロイド減量が困難であることが予想される例などにおいては免疫抑制薬の併用も検討する．再燃の徴候として，いったん正常化もしくは改善した抗 DNA 抗体価の上昇や低補体血症の増悪がマーカーとなりうる[4]．

以上の処置によっても病勢の鎮静化が得られない場合には，再治療が必要な状態と判断し，その時点で再度全身精査による評価をしたうえで寛解導入療法を行う．

c．ステロイド精神病

ステロイド投与中に中枢神経症状が出現した場合，NPSLE とステロイド精神病の鑑別に苦慮することは少なくない．さらに，ステロイド投与による治療を行う疾患の中で SLE は特にステロイド精神病を発症する頻度が高いともいわれる．しかしステロイド精神病と NPSLE を明確に区別できる手段はなく，実際には NPSLE の除外診断としてステロイド精神病を考慮する手順を踏む．具体的には，画像，髄液検査などにより明らかな感染症や脳梗塞などの器質的障害を除外し，脳波所見を参考に精神科専門医と連携しつつ SLE の他の症候や血清学的所見の動向により疾患活動性を評価することで，総合的に NPSLE の可能性を判断する．ステロイド精神病の基本的な治療はステロイドの減量であるが，重要臓器障害の治療中である局面に発生することが多いため実際にはステロイドの減量は困難であることが多い．治療効果を損なわない範囲で可能な限り迅速にステロイドを減量するが，ほとんどの場合で抗精神病薬や抗不安薬の投与が必要となる．

d．他の治療法の併用要否検討

ステロイド単独治療により十分な治療効果が得られなかったり，副作用によりステロイド投与が困難である場合，ないしステロイド単独による治療にとらわれずに積極的に併用療法を検討すべき病態が存在するため，本項に記す．

・免疫抑制薬

SLE の治療においては，免疫抑制薬をステロイドと併用することがある．免疫抑制薬を投与する目的の第一は，難治性病態

における寛解導入治療効果の充足である．第二にステロイドの減量に際した寛解維持の補足的効果が挙げられ，ステロイドの減量や副作用の制御が困難な例において特に有用であるといえる．現在わが国ではミゾリビン，タクロリムス，シクロホスファミド，アザチオプリンの4剤が治療抵抗性のSLEに対し保険適用のある免疫抑制薬として挙げられる．

シクロホスファミド大量間欠静注療法（IVCY）は重症の活動性ループス腎炎（主にIV型），NPSLE，血管炎，難治性のHPSやTMAなどに対して行う．ループス腎炎における予後不良因子として，若年，男性，重症高血圧，他臓器病変や抗リン脂質抗体症候群の合併，治療開始時期遅延，尿蛋白3g/日以上，進行性腎機能障害が挙げられる．特にこれらの因子を有する活動性ループス腎炎においては，腎予後改善の目的において大量ステロイドとIVCYの併用による寛解導入療法を積極的に検討する[5]．

・血漿交換

TMAには血漿交換がもっとも有効であり，TMAの診断が確定したなら血漿交換による治療は必須である．ステロイド単独による治療では改善しない致死的病態であるため注意を要する．その他，ステロイドパルス療法，免疫抑制薬による治療に抵抗性の病態に対して血漿交換を行うことがあるが，その有効性はおのおのの症候において報告が散見されるのみである．

ワンポイントアドバイス

SLEは比較的若年に発症する慢性疾患であるため，ステロイドの長期投与管理が特に必要となる．疾患活動性を制御できる維持投与量を，必要十分な効果を推し量って設定する．治療中に出現した炎症症状は，感染症と再燃とを考慮して，逐一鑑別診断を行う．

文　献

1) Lom-Orta H, Alarcon-Segovia D, Diaz-Jouanen E：Systemic lupus erythematosus. Differences between patients who do, and who do not, fulfill classification criteria at the time of diagnosis. J Rheumatol 7：831-837, 1980
2) Parker BJ, Bruce IN：High dose methylprednisolone therapy

for the treatment of severe systemic lupus erythematosus. Lupus 16 : 387-393, 2007
3) Walz LeBlanc BA, Gladman DD, Urowitz MB : Serologically active clinically quiescent systemic lupus erythematosus--predictors of clinical flares. J Rheumatol 21 : 2239-2241, 1994
4) Lloyd W, Schur PH : Immune complexes, complement, and anti-DNA in exacerbations of systemic lupus erythematosus (SLE). Medicine (Baltimore) 60 : 208-217, 1981
5) Flanc RS, Roberts MA, Strippoli GF, et al : Treatment of diffuse proliferative lupus nephritis : a meta-analysis of randomized controlled trials. Am J Kidney Dis 43 : 197-208, 2004

3 多発性筋炎・皮膚筋炎

上阪 等

summary

- 多発性筋炎・皮膚筋炎は，必ずしも CD8T 細胞病，CD4T 細胞病と分けられるわけではない．
- 筋炎症状には経口ステロイド，皮膚症状には局所ステロイドが薬物療法の第一選択肢である．
- 筋炎には通常プレドニゾロン換算 1 mg/kg 程度のステロイドが使用される．
- ステロイド不耐例，ないし不応例では免疫抑制薬や免疫グロブリン大量投与が行われる．

A 疾患解説

1. 病態

多発性筋炎（polymyositis：PM）と皮膚筋炎（dermatomyositis：DM）は，自己免疫による炎症性筋疾患で，特徴的の皮疹を呈するものが DM とされる．ともに女性に多く発症し，発症年齢は，5〜15 歳に小さなピーク，40〜60 歳に大きなピークがある．小児発症例では DM がほとんどで皮膚石灰化など特徴的な症状を伴うことが多い．

かつて，生検筋組織の病理組織学的解析から，PM ではキラー CD8T 細胞が筋細胞を傷害し，DM では CD4T 細胞の援助を受けた B 細胞が産生する抗体が血管壁に沈着して血管障害を起こし，これが筋傷害を招くという仮説が提唱された．この仮説は，筋傷害の場とされる筋線維間に，PM では CD8T 細胞が，DM では CD4T 細胞が多いという観察結果に基づく．その後，DM では筋の毛細血管壁に補体の沈着があり，血管閉塞による虚血の結果と解釈される筋束周囲筋壊死像が認められるなどの報告によって，仮説が固められていった．

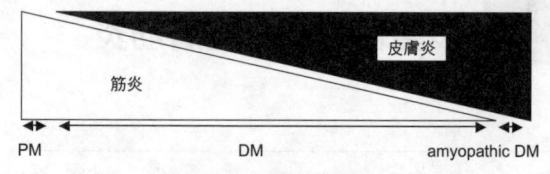

図1 多発性筋炎・皮膚筋炎のスペクトラム
(Sontheimer RD：Skin manifestations of systemic autoimmune connective tissue disease：diagnostics and therapeutics. Best Pract Res Clin Rheumatol 18：429-462, 2004 より引用)

しかし，筋組織 CD4/8T 細胞の差は僅差であり，元々，免疫の質を決定するのはリンパ組織であり，標的臓器の CD4/8 比ではない．補体沈着は炎症性細胞を遊走・活性化するが，そもそも DM 筋に血管炎はまれである．血管内皮への補体沈着は証明されるが，これが虚血を招く機序が説明できない．また，精力的な検索でみつかった筋炎特異的自己抗体に血管内皮を標的とするものは皆無である．さらに，虚血でなぜ，むしろ血管に近いと報告された筋束周囲が壊死に陥るのかも不明である．実際に，筋生検で組織学的に筋束周囲筋壊死像を伴う筋炎を伴いながら，皮膚症状を欠く症例にしばしば遭遇する．したがって，PM/DM の筋組織は区別しがたく，PM と皮膚炎だけの無筋症型（amyopathic）DM を両端に持つ自己免疫性炎症性筋疾患という一つのスペクトラムがあるとの考えのほうが，的を射ているようである（**図1**）[1,2]．

2. 症状

主な症状は，緩徐に発症して進行する体幹，四肢近位筋群，頸筋，咽頭筋の筋力低下で，咽頭の筋力低下は，構音障害，誤嚥や窒息死の原因となる．DM に特徴的な顔面皮膚症状は，ヘリオトロープ疹と呼ばれる上眼瞼の浮腫性紅斑である．手指の指節間関節や中手指節関節の背側には，Gottron（ゴットロン）丘疹と呼ばれる紫色の丘疹ないし紅斑を生じる．肘頭，膝蓋，内果にも落屑を伴う角化性紅斑が現れることも多く，米国では Gottron 徴候と呼ばれる．一方，わが国では，Gottron 徴候はもっぱら手指背側の紅斑のみを指すことが多い．これら三大徴候の他に，V 徴候やショール徴候と呼ばれる紅斑が頸部から上胸部，項部から肩の後面にかけて現れることがある．日本人では，鼻唇溝などの脂漏部位に現れることも多い（脂漏部位紅斑）．手

指皮膚の角化が全体に進むと機械工の手，1ヵ所の皮膚に多彩な皮膚病変が混在すると多形皮膚と呼ばれる状態となる．また，皮疹は潰瘍に進むこともあり，小児例ではしばしば石灰化も伴う．なお，筋炎のない amyopathic DM や，検査上の筋炎所見はきわめて軽度で筋力低下症状のない症例である hypomyopathic DM は，clinically amyopathic DM（CADM）と総称される．

合併症として生命予後を左右するのが間質性肺炎と悪性腫瘍合併である．特に急速進行性間質性肺炎には，そのまま進行して呼吸不全となって死に至る病型がある．悪性腫瘍は，一般人口と比して DM では約3倍前後，PM では2倍弱悪性腫瘍を伴いやすい．

3. 診断

1992年に策定された厚生省研究班の診断基準では，上肢または下肢の近位筋の筋力低下，筋肉の自発痛または把握痛，血清中筋原性酵素（クレアチンキナーゼまたはアルドラーゼ）の上昇，筋電図の筋原性変化，骨破壊を伴わない関節炎または関節痛，全身性炎症所見（発熱，CRP 上昇，または赤沈促進），抗 Jo-1 抗体陽性，筋検で筋炎の病理的所見（筋線維の変性および細胞浸潤）のうち4項目を満たせば PM，これに皮膚3大徴候の一つ以上も満たせば，DM と診断することとしている[3]．古い診断基準であるため，炎症部位の診断にも用いられる筋電図所見を含むものの，MRI 所見が含まれない．現代は T1 強調画像で正常信号，STIR 画像で高信号となる浮腫組織を筋炎部位として描出できる．また，この診断基準では，生命予後の悪い急速進行性間質性肺炎を合併しうる ADM の診断ができないという弱点がある．

B ステロイド使用の実際

1. 薬の選択

自己免疫性組織傷害が病態の基本であるため，抗炎症効果と免疫抑制効果を併せ持つ副腎皮質ステロイドが第一選択となる．しかし，ステロイドの高用量長期投与は筋萎縮を招くために，筋力低下を主症状とする本疾患への投与は逆説的効果を生じうる．ステロイド単剤で治療を開始したとしても，筋力低下が遷延した場合，これを筋炎の治療抵抗性と誤診して高用量ス

テロイド投与を継続することのないようにする．また，ステロイド筋症を伴った場合には，免疫抑制薬併用によるステロイド減量を積極的に考慮する．

PM/DMの筋炎症状は，治療により筋傷害を阻止できれば，筋組織の再生力のために永続する組織障害をきたしにくい．しかし，治療開始が遅れた場合など，筋炎寛解後も筋力回復が著しく遅い場合も認められるので早期治療が望まれる．

2. 具体的処方例

a．筋炎

筋力低下を伴う例は治療の必要があるが，誤嚥性肺炎を起こすような嚥下障害のある例，腎障害をきたす横紋筋融解をもって発症する例などでは，速やかな治療開始が必要である．投与量はプレドニゾロン換算1mg/kg程度の高用量が基本である．

> **例** プレドニゾロン（プレドニン®錠）（5mg）
> 約1mg/kg 分3

治療初期は，ほぼ均等に3分割し，ステロイド効果が終日に及ぶようにする．1分割では効果が劣る．

重症例では，メチルプレドニゾロン500〜1000mg点滴3日間のステロイドパルス療法を行う．

> **例** メチルプレドニゾロン（ソル・メドロール®注）
> 1回500〜1000mg＋ソリタ®-T3号注500mL
> 1回3時間程度で点滴静注 3日間連続

治療が奏効すれば，筋原性酵素の低下が約2週間以内に認められ，筋力回復も伴ってくる．約半数例は，プレドニゾロンのみで筋原性酵素上昇が消失し，3〜4割は筋力も完全回復するという．なお，ステロイド療法が全く奏効しない場合には，封入体性筋炎など他の筋疾患を疑う必要がある．

前述の通り，高用量ステロイドを1ヵ月以上投与するとステロイド筋症を発症しやすい．血液検査所見改善にもかかわらず，筋萎縮と筋力低下がある場合にはその疑いが強い．

ステロイドが効果不十分な例，ないしステロイド筋症他の副作用により十分量が使えない例，ステロイド減量により再燃する例および急速進行性間質性肺炎を伴う例では，免疫抑制薬な

どを併用する必要がある．免疫抑制薬としては，メトトレキサート，カルシニューリン阻害薬（シクロスポリン A，タクロリムス），アザチオプリン，シクロホスファミドなどが用いられる．メトトレキサートは，間質性肺炎のない症例に使われ，関節リウマチ治療の場合と同様に週 1 回の投与法が用いられる．カルシニューリン阻害薬は，肺病変のある症例でも使いやすい．2 回/日投与を原則とし，トラフ値をみながら至適投与量を決定する．なお，静注用免疫グロブリンは，アザチオプリンとともに保険認可されている数少ない薬剤で，その大量投与は，即効性のある治療法である．しかし，高価な血液製剤であることから，長期連続投与は難しく，効果的な併用免疫抑制療法を同時に模索する必要がある．

b．皮膚炎

CADM 患者群では遮光の推奨と局所ステロイド治療が優先される．ステロイド外用剤の強さは，強い順に「最強（strongest），非常に強力（very strong），強力（strong），中程度（medium），弱い（weak）」の 5 群に分類されるが，DM では，強い抗炎症効果が期待されるものの慢性的塗布が必要になるため，「非常に強力」群に属するステロイド軟膏が主に用いられる．

> **例** リンデロン®-DP 軟膏　1 日 2 回

指尖にひび割れを伴うような痛みのある皮疹には，テープ薬により，皮膚保護を兼ねることもできる．

> **例** ドレニゾン®テープ　適度な大きさに切って適宜

これでも，無効の場合には，カルシニューリン阻害薬であるタクロリムス軟膏を試す．しかし，ともに無効の場合も多い．筋炎に対して用いられる高用量経口ステロイドや免疫抑制薬は皮膚症状にも有効であるが，減量とともに皮膚症状が再燃する例も多い．すべての治療法をフローチャートとして図 2 にまとめた．

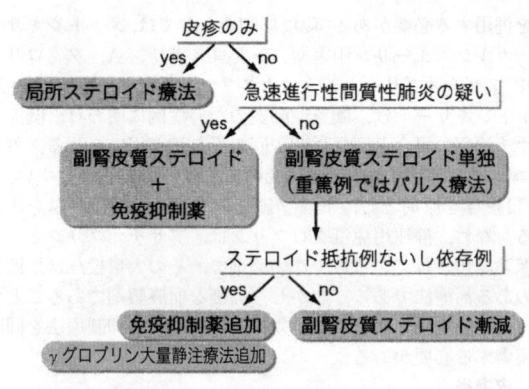

```
                    皮疹のみ
                  yes ↙  ↘ no
          局所ステロイド療法    急速進行性間質性肺炎の疑い
                          yes ↙     ↘ no
                  副腎皮質ステロイド      副腎皮質ステロイド単独
                      ＋              （重篤例ではパルス療法）
                   免疫抑制薬
                                        ↓
                          ステロイド抵抗例ないし依存例
                          yes ↙        ↘ no
                    免疫抑制薬追加        副腎皮質ステロイド漸減
                γグロブリン大量静注療法追加
```

図2 PM・DMへのステロイド療法フローチャート

3. 投与期間と中止のタイミング

ステロイドが十分効果を発揮するには4～6週間は必要である．この時点で，改善傾向が明らかなら減量に入る．10～20%を1～2週かけ，朝に相対的投与量を多くしつつ減量する．軽症例では，より早期の減量開始が必要である．最終的に，5 mg/日程度を維持量とするが，寛解が維持されればさらなる減量と中止も可能である．ただし，比較的再燃しやすい疾患であることに注意する．免疫抑制薬併用例では，より速いステロイド減量が可能である．

4. 注意事項

筋萎縮という副作用のあるステロイドはむやみに長期高用量投与すべきではない．また，悪性腫瘍合併例では，腫瘍のある限りステロイドの効果が現れにくいので，悪性腫瘍検索を十分に行い，治療することが大切である．

ワンポイントアドバイス

CADM 例に多い急速進行性間質性肺炎合併例は予後が悪い．Jo-1 抗体陰性で抗 CADM140 抗体陽性，血清フェリチン高値例は，特に予後が悪いことが多く，救命のため当初から高用量副腎皮質ステロイドと免疫抑制薬を併用して治療開始する．

文 献

1) Kohsaka H：Current insights in polymyositis and dermatomyositis. Clin Exp Neuroimmnol 1：22-32, 2010
2) Sontheimer RD：Skin manifestations of systemic autoimmune connective tissue disease：diagnostics and therapeutics. Best Pract Res Clin Rheumatol 18：429-462, 2004
3) Tanimoto K, Nakano K, Kano S, et al：Classification criteria for polymyositis and dermatomyositis. J Rheumatol 22：668, 1995

第2章 4

血管炎症候群

中野弘雅,尾崎承一

summary

- 血管炎症候群は,罹患血管の大きさから大型血管炎,中型血管炎,小型血管炎に分類される.
- 多くの血管炎治療においてステロイドは第一選択薬である.
- ステロイドと同様に免疫抑制薬も重要な治療薬である.

血管炎症候群とは,原発性の血管炎を主病変とした個別の疾患の総称であり,罹患血管の大きさから大型血管炎,中型血管炎,小型血管炎に分類される(**表1**).大型血管炎は大動脈および四肢・頭頸部に向かう最大級の分岐の血管炎で,高安動脈炎と側頭動脈炎が含まれる.中型血管炎は各内臓器に向かう主要動脈とその分岐の血管炎で,結節性多発動脈炎と川崎病が含まれる.また,Buerger(バージャー)病もこの範疇に入る.小型血管炎は細動脈・毛細血管・細静脈の血管炎で,時に小動脈病変も含まれる.この群は免疫複合体の関与するものと関与しないものとに大別される.関与する血管炎にはHenoch-Schönlein(ヘノッホ・シェーンライン)紫斑病と本態性クリオグロブリン血症が含まれ,悪性関節リウマチもこの範疇に入る.一方,非免疫複合体性の血管炎の中に,顕微鏡的多発血管炎・Wegener(ウェゲナー)肉芽腫症・アレルギー性肉芽腫性血管炎の3疾患がある.これらは抗好中球細胞質抗体(anti-neutrophil cytoplasmic antibody:ANCA)という共通の疾患標識抗体に基づきANCA関連血管炎と総称される.

今回,血管炎症候群の中でも高安動脈炎,側頭動脈炎,結節性多発動脈炎,ANCA関連血管炎に関して説明する.

表1 罹患血管の大きさに基づく血管炎症候群の分類

分類	罹患血管	血管炎
大型血管炎	大動脈とその主要分岐	高安動脈炎 側頭動脈炎
中型血管炎	内臓臓器に向かう主要動脈とその分岐	結節性多発動脈炎 Buerger病 川崎病
小型血管炎	細動脈・毛細血管・細静脈,時に小動脈	ANCA関連血管炎 　顕微鏡的多発血管炎 　Wegener肉芽腫症 　アレルギー性肉芽腫性血管炎 免疫複合体性血管炎 　Henoch-Schönlein紫斑病 　本態性クリオグロブリン血症 　悪性関節リウマチ

A 疾患解説

1. 高安動脈炎（Takayasu's arteritis）

　高安動脈炎は主に若年女性（初発年齢は20歳前後）に発症し，発熱や全身倦怠感に加え血管狭窄による乏血症状を呈する大型血管炎である．高安動脈炎の内科的治療においては，ステロイドがゴールドスタンダードとされている．活動性の血管炎の存在を示唆する発熱，全身倦怠感，頸部・背部・腰部の疼痛などの自覚症状と，赤沈亢進やCRP上昇などの炎症反応がみられた場合，ステロイドを開始する．

　一般に高安動脈炎はステロイド治療の反応性が良好とされている．初期投与量はプレドニゾロン（PSL）30 mg/日程度が一般的であり，年齢・体格・重症度・検査値を考慮し増量する（症例により60 mg/日まで増量）．また，血管狭窄に伴う臓器梗塞の予防のため，少量アスピリン投与を併用する．

　ステロイドの初期投与量の継続期間は2～4週とし，PSL 10 mg/日までは，5 mg/2週の割合で減量する．ただし，発熱や筋

骨格症状などの臨床症状や赤沈やCRPなどの検査所見から減量の可否を常時判断することが必要である．PSLは5～10 mg/日を維持量とし，可能であれば離脱を試みる．

2. 側頭動脈炎（temporal arteritis）

側頭動脈炎は50歳以上の高齢者に発症する大型血管炎である．組織所見では肉芽腫性巨細胞性動脈炎を認めることから巨細胞性動脈炎（giant cell arteritis）ともいわれる．好発部位は浅側頭動脈であるが，病変が眼動脈や網膜中心動脈に及ぶ時は，前部虚血性視神経症のため重篤な視力障害をきたす．浅側頭動脈の生検が診断に有用とされている．

初期治療は，PSL 1 mg/kg/日の投与が一般的である．また，虚血性合併症の予防のため少量アスピリンの併用が望ましい．前述の前部虚血性視神経症は視力予後が不良な疾患であり，一度生じた視力障害はきわめて回復しにくい．したがって側頭動脈炎による前部虚血性視神経症が疑われた場合には，確定診断を待つことなく，可及的速やかにステロイド治療を開始すべきである．PSLは，初期投与量を3～4週間継続後，臨床症状や赤沈，CRPを指標に減量する．維持量は10 mg/日以下とするが，長期的にはステロイドの投与中止が可能な症例も存在する．

3. 結節性多発動脈炎 （polyarteritis nodosa：PAN）

PANは，血管炎症候群の中でももっとも古くから報告されている疾患で，病理学的には中～小型動脈の血管壁にフィブリノイド壊死性血管炎が認められる．血液検査においてANCAは通常陰性である．

治療は寛解導入療法と寛解維持療法に分けられるが，いずれの治療もステロイド治療が原則である．ステロイドの初期投与量はPSL 0.5～1 mg/kg/日（40～60 mg/日）を重症度に応じて投与する．腎，脳，消化管など生命予後にかかわる臓器障害を認めるような重症例はステロイドパルス療法（メチルプレドニゾロン500～1000 mgを5％ブドウ糖液500 mLに溶解して2～3時間かけて静注，3日間連続）を行う．重症例やステロイド治療に反応しない場合は，シクロホスファミド点滴静注療法（10～15 mg/kgを2～4週間隔で点滴静注）またはシクロホスファミドの経口投与（0.5～2 mg/kg/日）を併用する．2ヵ所以上の重要臓器障害を認める重症例では，ステロイドパルス療法ととも

に血漿交換療法を行うことも検討する．

初期治療による寛解導入後は，再燃のないことを確認しつつPSL を 5～10 mg/日まで漸減する．免疫抑制薬もシクロホスファミドより副作用の少ないアザチオプリンなどに変更することが望ましい．

4．ANCA 関連血管炎

a．顕微鏡的多発血管炎（microscopic polyangiitis：MPA）

1994 年に Chapel Hill で開かれた国際会議において，これまで PAN と診断されていた症例のうち，中型の筋性動脈に限局した壊死性血管炎のみを古典的 PAN（現在の PAN に相当）とし，小血管（毛細血管，細静脈，細動脈）を主体とした壊死性血管炎のうち肉芽腫性病変のみられないものを MPA と定義した．この肉芽腫病変を欠くことが Wegener 肉芽腫症やアレルギー性肉芽腫性血管炎との重要な鑑別点である．

MPA の好発臓器は腎と肺で，前者では壊死性半月体形成性糸球体腎炎（急速進行性糸球体腎炎），後者では肺毛細血管炎（間質性肺炎，肺胞出血）がみられる．皮膚症状としては丘疹，紫斑，網状皮斑がよくみられるが，特に下腿に好発するいわゆる触知できる紫斑（palpable purpura）は特徴的である．血液検査では，ミエロペルオキシダーゼ（MPO）を認識する MPO-ANCA が，MPA の活動期に一致して高値となる．

寛解導入療法はステロイドとシクロホスファミドの併用療法が推奨される．初期のステロイド投与量は，PSL 1 mg/kg/日が用いられるが，2ヵ月以内に 20 mg/日，また，3ヵ月以内に 15 mg/日以下まで早期に減量して副作用を軽減させることが勧められている．びまん性肺胞出血や重度の腎障害例（血清クレアチニン 5.7 mg/dL 以上）では，ステロイドパルス療法や血漿交換療法を検討する．寛解後の免疫抑制薬は，シクロホスファミドより毒性の低いアザチオプリンやメトトレキサートの使用が望ましい．

b．ウェゲナー肉芽腫症（Wegener's granulomatosis：WG）

WG は全身性の壊死性肉芽腫性血管炎，上気道炎と肺の壊死性肉芽腫，腎の壊死性半月体形成性糸球体腎炎の 3 徴を認める血管炎である．この"肉芽腫"の存在が MPA との重要な鑑別点である．血液検査では，プロテイナーゼ 3（PR3）を認識する PR3-ANCA が高率に陽性となる．

臓器障害としては，上気道病変（E：副鼻腔炎，鞍鼻，鼻中隔

穿孔),肺病変(L：肺浸潤影,肺結節影),腎病変(K：壊死性半月体形成性糸球体腎炎)のすべてを呈するものを全身型,Kを欠くもの(Eのみ,Lのみ,E+L)を限局型に分類する.

治療はMPAに準じるが,限局型は全身型と比較して軽症と位置づけられ,初期のステロイド投与量は,PSL 0.5 mg/kg/日(30 mg/日程度)が用いられる.

なお2013年1月に誌上発表されたChapel Hill Consensus Conference 2012(CHCC2012)をふまえ,Wegener肉芽腫症は多発血管炎性肉芽腫症(granulomatosis with polyangiitis：GPA)と改名された.

c. アレルギー性肉芽腫性血管炎 (allergic granulomatous angiitis：AGA)

AGAはChurg-Strauss(チャーグ・ストラウス)症候群とも呼ばれ,気管支喘息が先行し,末梢血好酸球増多とともに種々の血管炎症候をきたす疾患である.臨床症状は他の血管炎症候群と同様に多彩であるが,多発性単神経炎は大部分の症例でみられる.MPO-ANCAが約半数の症例で陽性となる.

治療はMPAに準じるが,多くの患者はステロイド治療によく反応する.しかし,重症例やステロイド治療抵抗例には免疫抑制薬の併用が必要となる.

また,Churg-Strauss症候群においても好酸球性多発血管炎性肉芽腫症(eosinophilic granulomatosis with polyangiitis：EGPA)と正式に改名された.

◆まとめ

血管炎症候群では,おのおのの疾患の確定診断がもっとも重要であり,厚生労働省の診断基準を参照されたい.

また,ステロイドは第一選択薬であるが,結節性多発動脈炎やANCA関連血管炎などの治療抵抗性疾患において,免疫抑制薬も欠かすことのできない治療薬である.シクロホスファミドは2010年8月,アザチオプリンは同年10月に公知申請され使用が承認された.

免疫抑制薬はおのおのの特有の副作用や使用上の注意点が存在する.シクロホスファミドは卵巣・精巣障害,アザチオプリンは痛風治療薬アロプリノールとの併用で骨髄抑制をきたす.また,メトトレキサートは腎不全患者には禁忌であり,基礎疾患に間質性肺炎を有する患者は,回避することが望ましい.

近年,ANCA関連血管炎のうちWegener肉芽腫症は多発血

管炎性肉芽腫症に，Churg-Strauss症候群は好酸球性多発血管炎性肉芽腫症に名称変更された．今後は新病名の定着が期待される．

ワンポイントアドバイス

多くの血管炎治療において，ステロイドは第一選択薬である．さらに免疫抑制薬（シクロホスファミド，アザチオプリン，メトトレキサートなど）もステロイドと同様に重要な治療薬である．しかし，患者に十分なインフォームド・コンセントを行ったうえで実施し，治療中は有害事象の発現について慎重に観察する必要がある．

文献

1) 尾崎承一，安藤太三，居石克夫，他：血管炎症候群の診療ガイドライン．Circ J 72(suppl)：1253-1346, 2008

第2章 5 強皮症

沢田泰之

summary

- 強皮症は炎症, 線維化, 血管障害が併存する病態であり, ステロイドは絶対的な薬剤ではない.
- 急速に拡大する皮膚硬化, 肺胞炎を伴う間質性肺病変, 筋炎など炎症を伴う症例にステロイドを使用する.
- 腎クリーゼ, 肺梗塞に伴う肺高血圧, 心筋梗塞など血管障害のある例には注意を要する. 特に腎クリーゼはステロイドにより誘発される可能性がある.
- 皮膚硬化が広範囲でも進行が緩徐な症例, 蜂窩肺, 進行した消化管病変に対しては使用すべきではない.
- 強皮症は症例により進行速度や病態が大きく異なる. 症例それぞれにあったオーダーメードの治療が必要である.

A 疾患解説

1. 病態

強皮症の特徴は病態の多様性にある. 多くの膠原病が腎炎, 胸膜炎, 筋炎など炎症を主体とする反応であるのに対して, 強皮症では炎症に加えて皮膚, 肺などの硬化・線維化と Raynaud（レイノー）現象, 強皮症腎など循環障害が複雑に絡み合って病態を形成する.

2. 症状

皮膚をはじめとして, 多臓器の線維化, 硬化, 血管内皮の障害を生じる. 初発症状としては Raynaud 現象がもっとも多く, その後に手指より皮膚硬化が出現する. 同時に関節炎, 筋炎, 間質性肺病変, 肺高血圧, 心筋障害, 消化器障害, 腎機能障害

表1 全身性強皮症（SSc）病型分類

	diffuse cutaneous SSc (dcSSc)	limited cutaneous SSc (lcSSc)
皮膚硬化	肘関節より近位皮膚硬化	肘関節より遠位皮膚硬化
進行	急速（皮膚硬化出現2年以内）	緩徐（皮膚硬化出現5年以上）
Raynaud現象と皮膚硬化	皮膚硬化が先行するかほぼ同時	Raynaud現象が先行
毛細管顕微鏡所見	毛細血管の脱落	毛細血管の蛇行，拡張
爪上皮出血点	進行期には消失	多数
腱摩擦音	腱摩擦音（＋）（ただし日本人では少ない）	腱摩擦音（−）
関節拘縮	高度	軽度
石灰沈着	まれ	多い
主要臓器病変	肺，腎（日本人ではまれ），心，食道	肺高血圧（日本人ではまれ），食道
主要抗核抗体	抗トポイソメラーゼI抗体 抗RNAポリメラーゼ抗体	抗セントロメア抗体

(LeRoy EC, et al：J Rheumatol 15：202-205, 1988 より引用)

などの臓器症状が進展する．経過は急速に進行する例もみられるが，多くは緩徐に進行する．進行しない例や自然軽快する例もある．病型分類はLeRoyらの提唱した2型分類が主に使用されている（**表1**）[1]．Medsgerらは2型間の予後に差があることを示した[2]．

3. 診断

もっとも重要なことは強皮症を疑うことである．顔面を含めた皮膚の光沢，手指の腫脹などは一般診療の中で発見しやすい．そのうえで，爪上皮出血，舌小帯短縮，びまん性色素沈着など

表2 アメリカリウマチ協会による分類予備基準

大基準
　近位皮膚硬化（手指および足趾より近位に及ぶ皮膚硬化）
小基準
　1）手指あるいは足趾に限局する皮膚硬化
　2）手指尖端の陥凹性瘢痕
　3）両側肺基底部の線維症
大基準，あるいは小基準2項目を満たせば全身性強皮症と診断
（限局性強皮症と pseudosclerodermatous disorder を除外する）

[Subcommittee for scleroderma criteria of the American Rheumatism Association Diagnostic and Therapeutic Criteria Committee: Preliminary criteria for the classification of systemic sclerosis (scleroderma). Arthritis Rheum 23: 581-590, 1980 より引用]

表3 全身性強皮症・診断基準2003（厚生労働省強皮症調査研究班による）

大基準
　手指，足趾を越える皮膚硬化*
小基準
　1）手指あるいは足趾に限局する皮膚硬化
　2）手指尖端の陥凹性瘢痕，あるいは指腹の萎縮**
　3）両側性肺基底部の線維症
　4）抗トポイソメラーゼⅠ（Scl-70）抗体または抗セントロメア抗体陽性
大基準，あるいは小基準1）および2）〜4）の1項目以上を満たせば全身性強皮症と診断

*：限局性強皮症（いわゆるモルフェア）を除外する
**：手指の循環障害によるもので，外傷などによるものを除く
（厚生労働省強皮症調査研究班：強皮症における診断基準・重症度分類・治療指針2007改訂版，2008より引用）

の症状を認めたら，強皮症を強く疑うべきである．初発症状は Raynaud 現象がもっとも多いが，疾患と自覚していない例も多く，問診が重要である．診断基準としては，1980年アメリカリウマチ協会が作成した分類予備基準が広く使用されている（表2）[3]．わが国においては2003年に厚生労働省強皮症調査研究班が作成した「全身性強皮症・診断基準2003」（表3）が使用されている[4]．診断基準は早期診断には無力であり，合わないから

といって強皮症を否定することは厳に戒めなければならない.

B ステロイド使用の実際

1. 薬の選択

欧米においては,dcSSc に対しては疾患の自然経過を変え,最低限進行を抑制させる disease modifying drugs(疾患修飾薬)および各種臓器病変に対する対症療法薬の両者を使用し,lcSSc に対しては各種臓器病変に対する対症療法薬で治療するコンセンサスがほぼ確立している[5]. しかし,明確な EBM を伴った disease modifying drugs はいまだに確立されていない. このため,具体的処方例は臓器症状ごとに記述する. ステロイド以外の治療は「全身性強皮症診療ガイドライン」を参照いただきたい[6].

2. 具体的処方例

a. 皮膚硬化

皮膚硬化のステロイド治療適応基準を**表4**に示す.

> **例** 初期量 プレドニゾロン換算 20〜30 mg/日

20 mg/日より開始し,反応が悪い場合は 30 mg/日へ増量する. modified Rodnan total skin thickness score(MRSS)が 30 以上の症例(特に,抗 RNA ポリメラーゼ抗体陽性例など)ではステロイドパルス療法を考慮してよい.

① 投与期間,減量・中止のタイミング:初期量を 2〜4 週間,皮膚の硬化の改善をモニターしながら,その後 2 週〜数ヵ月ごとに約 10% ずつ減量していく. モニターには現在国際的に広く

表4 皮膚硬化のステロイド治療適応基準

1) diffuse cutaneous SSc の早期例 (皮膚硬化出現後6年以内)
2) 触診において浮腫性硬化が主体
3) 急速な皮膚硬化の進行
上記3項目のうち,2項目以上を満たせばステロイド治療を考慮する[4,6]

用いられているスキンスコアである MRSS を使用する[6]．減量に伴い皮膚硬化の再増悪がなく，中止できる症例もあるが，抗 RNP ポリメラーゼ抗体陽性例などでは再燃も多く，5 mg/日程度を維持量として必要とする場合が多い．MRSS の判定法については，「全身性強皮症診療ガイドライン（皮膚硬化 CQ-1）」に詳しく記載されている[4]．

② 禁忌：投与条件を満たさない場合．

b．間質性肺病変（interstitial lung disease：ILD）

間質性肺病変は SSc の 52〜75％にみられ，わが国では死因としてもっとも多く，予後にかかわる重要な合併症である．治療に関してもっとも問題になるのは治療を行うか否かであり，可逆性の肺胞炎の存在の有無がそれを決定する．肺胞炎の検出にはスクリーニングとして高解像度 CT（HRCT）を行い，肺胞炎の存在を示唆するスリガラス陰影の有無を確認する．感染症を含めた他の ILD との鑑別が困難な時は気管支肺胞洗浄液（BALF）中の細胞分画や肺生検が必要となる．

ステロイドによる治療に関しては他の膠原病の間質性病変と異なり，大量のステロイド投与に対して否定的な報告が多い．ただし，中等量以下の副腎皮質ステロイド（プレドニゾロン 0.2〜0.5 mg/kg/日）の併用はシクロホスファミドの効果を増強する可能性がある．現在高いエビデンスのある治療法はシクロホスファミド経口のみである．

> 例　エンドキサン® 1〜2 mg/kg/日を 12 カ月

① 投与期間と中止のタイミング：改善がみられない場合，感染による増悪が疑われた場合は減量，中止する．

② 禁忌：肺感染症を伴っている場合．

c．肺高血圧（pulmonary arterial hypertension：PAH）

強皮症に伴う肺高血圧には肺動脈性肺高血圧と高度の間質性肺病変に伴う肺高血圧，肺塞栓症に伴う肺高血圧がある．肺高血圧が疑われる場合には超音波検査を行い，右室収縮期圧を推定する．35 mmHg 以下が正常，35〜50 mmHg が境界領域，50 mmHg を超えると肺高血圧診断の目安とする．ただし，自覚症状や身体所見，検査所見がある場合には右心カテーテルを積極的に行うべきである．肺高血圧は無治療であれば 1 年以内に半数以上が死亡する．

治療は WHO 分類に沿って行う（**表 5**）．WHO クラス I の場

表5 WHOによる肺高血圧症の機能分類

クラスⅠ	普通の身体活動では過度の呼吸困難や疲労,胸痛や失神などを生じない.
クラスⅡ	安静時には自覚症状がない.普通の身体活動で,過度の呼吸困難や疲労,胸痛や失神などが起こる.
クラスⅢ	安静時には自覚症状はない.普通以下の軽度の身体活動で,過度の呼吸困難や疲労,胸痛や失神などが起こる.
クラスⅣ	安静時にも呼吸困難および/または疲労がみられる.どんな身体活動でも自覚症状の増悪が起こる.

(Rich S, editor. Primary Pulmonary Hypertension:Executive Summary from the World Symposium - Primary Pulmonary Hypertension 1998 より引用改変)

合は6ヵ月ごとに自覚症状,身体所見,超音波検査により経過をみる.WHOクラスⅡ以上では必要に応じて利尿薬,ジゴキシン,ワルファリンカリウム,酸素投与などによる一般療法を行う.可能であれば急性肺血管反応試験を行い,カルシウム拮抗薬に対する反応を示した例に対しては,ニフェジピン40〜120 mgの投与を行う.WHOクラスⅢ以上の症例ではプロスタサイクリン持続静脈注入薬,またはエンドセリン受容体拮抗薬の導入が推奨される.また,保険未収載であるがPDE5阻害薬のシルデナフィルクエン酸塩(バイアグラ®)も同等の効果を示すことが知られている.

> **例1** エポプロステノール(フローラン®) 持続注入 2〜10 mg/kg/分
> **例2** ボセンタン(トラクリア®) 経口 125〜250 mg/日

ステロイドに関してはオーバーラップ症候群において併存する全身性エリテマトーデス(SLE)や多発性筋炎(PM)に活動性のある場合,中等量から大量の副腎皮質ステロイド(プレドニン® 0.5〜1 mg/kg/日)が有効な場合があるとされている.
① 投与期間と中止のタイミング:投与期間,減量,中止についてはSLE,PMの治療に準じて行う.
② 禁忌:肺梗塞が原因で肺高血圧をきたした場合.

d．消化管病変

　全身性強皮症患者の90%に消化管病変を有していると考えられている．消化管病変としては90%以上が食道病変で，下部消化管の平滑筋層に生じる線維化に伴い逆流性食道炎が起きる．診断には食道造影による食道機能検査，食道内圧測定，食道内pH測定などが行われる．下部消化管では腸管の平滑筋の線維化による蠕動運動の障害や腸内細菌の異常増殖などにより，吸収不良症候群や憩室の多発などを呈する患者もみられる．重症例では腸管内ガスの腸壁内または腹腔内への流入が引き起こされ，腸壁囊胞状気腫（pneumatosis cystoides intestinalis：PCI）を引き起こす．この際，フリーエアーが出るため，消化管穿孔と誤って診断し開腹手術に至る症例もあり注意を要するべきである．

> **例** 逆流性食道炎に対してオメプラゾール（オメプラール®）経口20 mg/日

　ステロイドの使用に関しては腸管内感染の増悪などの可能性もあり，使用されない．

　逆流性食道炎には食後すぐに横にならないなどの生活指導やH$_2$ブロッカー，プロトンポンプ阻害薬などの投与を行う．腸管病変ではオクトレオチドなどの消化管機能改善薬やカナマイシンなどの抗菌薬の投与を行う．重症例では禁飲食し，中心静脈栄養で回復を待つ場合もある．

e．腎病変

　腎障害の発症はわが国においては10%以下にみられる低頻度の合併症ではあるが，生命予後に関与するとされている重要な症状である．90%以上の症例に進行する高血圧症状が認められるが，正常範囲の血圧を維持する患者にも10%前後みられるので注意が必要である．これらの症例は正常血圧強皮症腎（normotensive scleroderma renal crisis）と呼ばれ，肺胞出血を合併する例がある．副腎皮質ステロイドホルモンの投与は有効性が認められておらず，危険因子となりうるため，原則使用禁忌である．治療はアンギオテンシン変換酵素阻害薬（ACEI）の投与が行われる．

> **例** 短期作用型のACEIであるカプトプリル 25 mg あるいは12.5 mgを1日3回投与

投与後1～2時間後の血圧降下を測定し、収縮期血圧150～170 mmHgを目標に低下させる。過度の血圧降下は腎機能低下を助長する。次の投与の際、低下しない場合は増量し、過度に低下を示す場合は減量を行い、48時間以内に安定させる。ACEIでコントロールが困難な場合はカルシウム拮抗薬などを併用し降圧させる。

f．心病変

心病変の発現頻度は20～25％程度とされているが、その予後は良好とはいえず、5年生存率は70％との報告もあり、重要な症状である。心病変の分類としては①心筋線維化、②心筋炎、③心筋梗塞、④心外膜炎、⑤弁膜症に分けられる。心電図、ホルター心電図、心臓超音波検査などを少なくとも年1回程度は行うべきである。早期病変の診断にはジピリダモール負荷のタリウム心筋シンチグラフィーや心筋代謝シンチグラフィーが有用である。

ステロイド治療に関して心筋炎や心外膜炎には有効な可能性があるが、凝固系の活性をきたすため、血管病変のある例では心筋梗塞などを誘発する可能性もあり、はっきりした見解は示されていない。

発症予防効果のある薬剤についての確実な報告はない。血管病変に対してはカルシウム拮抗薬やACEIなどの有効性が報告されている。

g．筋病変

全身性強皮症の筋病変には炎症筋疾患の重複症候群と強皮症固有の病変がある。筋症状のある症例では筋症状のない症例に比して有意に心臓病変を伴うため、前述した心病変の精査が必要である。

ステロイドや免疫抑制薬の投与が行われる。投与量、投与期間、減量、中止に関しては多発性筋炎などの治療に準じる。

> **ワンポイントアドバイス**
>
> 強皮症におけるステロイド治療の適応は限られている．腎クリーゼなど禁忌も多く，投与には十分な注意が必要である．

文献

1) LeRoy EC, Black C, Fleischmajer R, et al：Scleroderma (systemic sclerosis)：classification, subsets and pathogenesis. J Rheumatol 15：202-205, 1988
2) Medsger TA, Silman AJ, Steen DJ, et al：Development of a severity index for systemic sclerosis. Arthritis Rheum 37：S260, 1994
3) Subcommittee for scleroderma criteria of the American Rheumatism Association Diagnostic and Therapeutic Criteria Committee：Preliminary criteria for the classification of systemic sclerosis (scleroderma). Arthritis Rheum 23：581-590, 1980
4) 厚生労働省強皮症調査研究班：強皮症における診断基準・重症度分類・治療指針 2007 改訂版，2008
5) Seiblod JR, Furst DE, Clements PJ, et al：Why everything (or nothing) seems to work in the treatment of scleroderma. J Rheumatol 19：673-675, 1992
6) 全身性強皮症ガイドライン作成委員会：全身性強皮症診療ガイドライン，2010（http://derma.w3.kanazawa-u.ac.jp/SSc/pamphret/pdf/guidelines.pdf）
7) Steen VD, Medsger TA：Case-control study of corticosteroids and other drugs that either precipitate or protect from the development of scleroderma renal crisis. Arthritis Rheum 41：1613-1619, 1998
8) Medsger TA, Masi AT：Survival with scleroderma. II. A lifetable analysis of clinical and demographic factors in 358 male U. S. veteran patients. J Chron Dis 26：647-660, 1973
9) Medsger TA, Rodnan GP, Moossy J, et al：Skeletal muscle involvement in progressive systemic sclerosis (scleroderma). Arthritis Rheum 11：554-568, 1968

第2章
6 間質性肺炎

桑野和善, 河石 真, 荒屋 潤

summary

- びまん性陰影を呈するさまざまな疾患を含む.
- 高分解能 CT が診断に有用である.
- ステロイドや免疫抑制薬が主な治療薬である.
- 鑑別や治療薬の副作用として感染症が重要である.

A 疾患解説

1. 病態

間質性肺炎はさまざまな原因によって引き起こされた胞隔炎と線維化を特徴とする疾患群である (**図1**)[1]. 粉塵, 喫煙, 薬物, 放射線, 感染など外因性の刺激や, 自己免疫, 遺伝子など内因性因子によって肺損傷が生じた結果, 線維化が生じる.

2. 症状

咳嗽, 労作時呼吸困難を主訴とする. 身体所見では, 聴診上, 捻髪音, ばち状指を認めることが多い. 皮膚, 筋肉, 骨, 関節などの臓器病変の診察は, 膠原病や血管炎に伴う間質性肺炎の鑑別に重要である.

3. 診断

実にさまざまな疾患が含まれ治療方針も異なるため, まず正確な診断が必要である. 間質性肺疾患は, 原因の明らかな疾患と不明な疾患をまず鑑別する. 詳細な病歴聴取や身体所見によって粉塵歴, 過敏性肺臓炎, 薬剤性肺臓炎, 膠原病などの病因や基礎疾患の有無の検討を行う. 胸部 X 線写真によって病変の分布や経過を把握し, 高分解能 CT によって, 肺内構造や肺内病変の形態を詳細に観察する. 肺機能上拘束性障害, 拡散

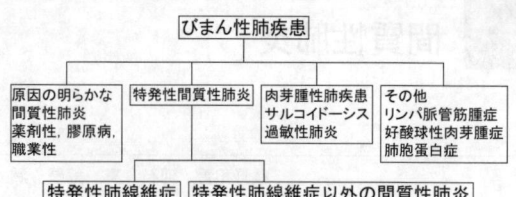

```
                    びまん性肺疾患
    ┌──────────┬──────────┬──────────┬──────────┐
原因の明らかな   特発性間質性肺炎  肉芽腫性肺疾患    その他
間質性肺炎              サルコイドーシス  リンパ脈管筋腫症
薬剤性,膠原病,          過敏性肺炎      好酸球性肉芽腫症
職業性                                肺胞蛋白症

    特発性肺線維症  特発性肺線維症以外の間質性肺炎
```

図1 主なびまん性肺疾患の分類

(American Thoracic Society ; European Respiratory Society : American Thoracic Society/European Respiratory Society International Multidisciplinary Consensus Classification of the Idiopathic Interstitial Pneumonias. Am J Respir Crit Care Med 165 : 277-304, 2002 より引用改変)

能の低下,労作時の低酸素血症の増悪を認める.活動性の評価の指標として血沈,CRP,LDH を測定し,間質性肺炎のマーカーとして KL-6, SP-A, SP-D などを測定,膠原病,血管炎の可能性を自己抗体価によって評価する.気管支鏡による気管支肺胞洗浄(BAL),経気管支肺生検(TBLB)などの検査が実施できれば,感染症,悪性腫瘍,肉芽腫性肺疾患など鑑別が可能である.

間質性肺炎のうち原因不明のものを特発性間質性肺炎(idiopathic interstitial pneumonias : IIPs)と呼ぶ.IIPs の分類は時代とともに改訂されているが,現在は,2002年の American Thoracic Society (ATS)/Eoropean Respiratory Society (ERS) の共同声明に基づき,臨床,画像,病理所見によって7つに分類されている(**表1**)[1,2].IIPs の確定診断には十分な除外診断と,胸腔鏡下肺生検が必要なことが多い.もっとも頻度の高い特発性肺線維症(IPF)の診断は,高分解能 CT にて胸膜直下優位の陰影分布,蜂巣肺(honeycombing)の存在を認め,捻髪音の聴取,50歳以上,慢性の経過であれば,臨床的に診断が可能である.病理学的には usual interstitial pneumonia (UIP) の所見を呈する.また,CT は普及してはいるが高分解能と conventional な CT では IIPs の画像はかなり異なるので必ず高分解能 CT で診断する必要がある.

表1 IIPsの臨床分類

① idiopathic pulmonary fibrosis（IPF）特発性肺線維症
以下その他の原因不明の間質性肺炎
② nonspecific interstitial pneumonia（NSIP）
③ cryptogenic organizing pneumonia（COP）
　/bronchiolitis obliterans organizing pneumonia（BOOP）
④ acute interstitial pneumonia（AIP）
⑤ desquamative interstitial pneumonia（DIP）
⑥ respiratory bronchiolitis interstitial lung disease（RBILD）
⑦ lymphocytic interstitial pneumonia（LIP）

(「日本呼吸器学会びまん性肺疾患診断・治療ガイドライン作成委員会編：特発性間質性肺炎診断と治療の手引き，改訂第2版，pp.3-4，2011，南江堂」より許諾を得て転載)

B ステロイド使用の実際

1. 特発性肺線維症 (idiopathic pulmonary fibrosis：IPF)

IIPsの約半数を占めるが，確定診断からの平均生存期間は3〜4年とされている予後不良の疾患である．IPFは高齢者に多いが，長年にわたる酸化ストレスの蓄積，加齢に伴う抗酸化作用の減弱，長期にわたる粉塵や喫煙の曝露などが原因であると考えられる．

a. 薬の選択

病状が安定していれば生活管理，感染対策や低酸素血症，肺癌の合併への対処が中心となる．活動性が高い時はステロイドや免疫抑制薬の使用を考慮するが，原疾患の悪化なのか，感染症や心不全など他疾患の合併なのか十分に見極める必要がある．ステロイドが有効である可能性は高くないだけに，高齢者，糖尿病，感染，骨粗鬆症などのリスクも含めて考慮したうえで，慎重に投与開始すべきである．また，最近は肺移植も諸施設にて可能であり，ステロイドが無効である場合，早期に肺移植についても患者への説明を考慮すべきである．

b. 具体的処方例

IPFに有効であるというエビデンスのある薬物治療法は残念ながら現在存在せず，ATS/ERSの治療基準は，急性増悪であ

ればステロイドパルス療法を含めた治療を検討するが、通常はプレドニゾロン（PSL）0.5 mg/kg/日にて4週間、ついで0.25 mg/kg/日で8週間、その後は0.125ないし0.25 mg/kg隔日投与で維持するとされている。併用する免疫抑制薬は、アザチオプリン2～3 mg/kg/日あるいはシクロホスファミド2 mg/kg/日を用いるとされている。しかし、ステロイド減量中に急性増悪のよくみられるわが国では、ステロイドの減量は、2～4週に5 mgずつ減量し、5～10 mg/日または20 mg/隔日投与で維持するとされている[2]。免疫抑制薬はアザチオプリン、シクロホスファミド、シクロスポリンのいずれかをステロイドと併用で用いる。また、最近抗線維化薬としてピルフェニドンが承認され使用可能となっている。単独またはステロイドと併用するが、その評価は今後明らかとなるであろう。

c．投与期間と中止のタイミング

効果判定は3ないし6ヵ月後、自覚症状、肺機能、画像にて判定するが、改善はなくとも増悪がなければ、有効と判断し維持量を継続する。

d．禁忌（注意事項）

シクロホスファミドは投与中比較的急速に白血球減少を生じることがあり、出血性膀胱炎とともに注意すべき点である。維持療法中の最大の問題は感染症である。特に、ニューモシスチス肺炎、サイトメガロウイルス、真菌感染症、結核菌感染症には注意を要する。イソニアジド、ST合剤の予防投与は積極的に行うべきである（図2）。

2. 非特異的間質性肺炎
(nonspecific interstitial pneumonia：NSIP)

組織学的に他のIIPsに分類不能な間質性肺炎が存在することを背景に、Katzensteinらが1994年に提唱した疾患概念であり、胸腔鏡下肺生検によって確定診断が可能である。画像上は、両側中下肺野優位、気管支血管周囲や胸膜直下に非区域性、斑状の浸潤影とすりガラス陰影の混在が認められることが多い。病理学的にcellular NSIPとfibrotic NSIPとに分類される。

a．薬の選択

cellular NSIPでは死亡例はなく、進行しなければ経過観察、進行する際にはステロイド単独療法にて奏効する。fibrotic NSIPはステロイドが奏効する例もあるが、IPFと同様に治療抵抗性で予後の悪い例もあるためIPFに準じて治療を行う。

```
プレドニゾロン (or equivalent)         プレドニゾロン (or equivalent)
0.5 mg/kg/日 for 4weeks                20 mg 隔日
        ↓
2～4週ごとに5 mg 減量
        ↓
プレドニゾロン 10 mg/日
or 20 mg/隔日

                    +

アザチオプリン 2～3 mg/kg/日
          or
シクロホスファミド 1～2 mg/kg/日
          or
シクロスポリン 3 mg/kg/日

高リスク群   ・70歳以上
           ・高度肥満
           ・重篤な心疾患,糖尿病,骨粗鬆症
           ・高度な肺機能障害
           ・画像所見上線維化終末像

特発性肺線維症(IPF)の外科的治療＝脳死肺移植・生体肺移植
```

図2 特発性肺線維症(IPF)の内科的治療
(「日本呼吸器学会びまん性肺疾患診断・治療ガイドライン作成委員会編：特発性間質性肺炎診断と治療の手引き,改訂第2版,p. 61, 2011, 南江堂」より許諾を得て改変し転載)

> **例** cellular NSIP では, PSL 0.5～1 mg/kg/日で治療開始し, 2～4週ごとに 5 mg 漸減する. fibrotic NSIP は IPF に準じる.

b. 投与期間と中止のタイミング

cellular NSIP は, 1ヵ月ごとに効果判定し症状改善すれば治療終了とする. fibrotic NSIP は IPF に準じる. 治療に抵抗性である場合は, IPF と同様の経過をとることを考慮した患者への説明が必要である.

3. 特発性器質化肺炎
(cryptogenic organizing pneumonia : COP)

以前の idiopathic bronchiolitis obliterans organizing pneumonia (BOOP) に相当する疾患である. 画像上, 非区域性の斑

状,多発性浸潤影を呈する.画像上は感染による肺炎や慢性好酸球性肺炎と鑑別が困難である.時に浸潤影は移動し,結節影を呈することもある.TBLB や胸腔鏡下肺生検によって病理学的に確定診断が得られる.多くは急性ないし亜急性の経過をとる.

a.薬の選択

ステロイドに対する反応性がよく,自然寛解することもあり,軽症であれば経過観察する.

> **例** PSL 0.5～1 mg/kg/日の投与が一般的である.4～8週投与し,以後 2～4 週ごとに 5 mg ずつ減量する.呼吸不全を伴うような重症の場合は,IPF の急性増悪に準じて治療を行う.

b.投与期間と中止のタイミング

再発することがあり,諸検査によって経過を観察しながら慎重なステロイドの減量が必要である.

4. 薬剤性間質性肺炎

薬剤の有害作用として生じる呼吸器病変の 1 つである.画像所見はスリガラス陰影,網状影などさまざまである.診断は薬剤を同定することであるが,特異的方法はなく,薬剤使用状況と症状,検査所見の経時的変化を詳細に検討することが重要である[3].

a.薬の選択

> **例** 治療はまず原因薬剤をただちに中止することである.軽症例の多くは投薬中止のみで症状が改善する.薬剤中止後も増悪する例や症状が強い場合には,PSL 0.5～1 mg/kg/日を開始し,症状改善後は早めに減量する.

5. 膠原病合併間質性肺炎

膠原病に伴う肺病変は多彩であるが,この中で間質性肺炎は頻度の高い病変である.画像所見,気管支肺胞洗浄液所見,組織所見などにある程度の特徴があるとの報告もあるが,肺病変のパターンは一般的には IIPs と大きな違いはない.

a．薬の選択

治療方針も IIPs の治療に準じる．ステロイド反応性は PSS，RA に伴う症例では比較的不良で，PM/DM，SLE，MCTD では反応するものが多いようだが，必ずしも全例にあてはまらず，個々の症例で検討する必要がある．またステロイド療法の前に，原疾患の悪化なのか，感染症や心不全など他疾患の合併なのか十分に見極める必要がある．

6. 過敏性肺臓炎

生活環境，職業と関連するⅢ型，Ⅳ型アレルギー性の肉芽腫性間質性肺炎である．発熱，咳，呼吸困難，画像にてびまん性散布性粒状影，スリガラス陰影を呈する．夏型過敏性肺臓炎，鳥飼病，農夫肺，空調病，その他有機粉塵の曝露など発症環境の有無の確認，特異抗体，環境曝露試験，病理所見によって診断できる．

> **例** 急性型，亜急性型はまず環境からの隔離を行えば速やかに症状は改善することが多いが，呼吸困難や低酸素血症が高度である場合は，PSL 0.5～1 mg/kg/日を投与する．慢性型では，ステロイドに抵抗性であることが多く IIPs に準じた治療を行うが予後不良なことが多い．

7. 放射線肺臓炎

肺癌の治療法として有効な局所療法であるが，通常照射野に限局した間質性肺炎と線維化を生じる．5％に照射野以外の範囲にまで広がる重篤な間質性肺炎を生じることがある．

> **例** 通常はステロイド治療は必要ではないが，咳，呼吸困難など症状が高度である場合，PSL 0.5～1 mg/kg/日を開始する．重篤な場合はメチルプレドニゾロン 1～2 g/日の3日間のパルス療法を施行した後，経口 PSL 1 mg/kg/日を開始するが，難治性であることが多い．

8. サルコイドーシス

原因不明の非乾酪性類上皮細胞肉芽腫を病理学的特徴とする全身性疾患である．通常，自然経過にて治癒する良性疾患であり，ステロイドの投与には慎重を要する．

a．薬の選択

> **例** 高度の機能障害を伴う臓器病変が存在すればステロイドの適応となるが，短期の効果は認められるものの，長期予後に関しては不明な点が多く，安易な使用は慎むべきである．サルコイドーシスのステロイドや免疫抑制薬による治療は十分な経験のある施設で行うことが望ましい．

ワンポイントアドバイス

間質性肺炎は，感染症や心不全など除外診断と，間質性肺炎間の鑑別診断を正確に行う必要がある．また，疾患によるステロイドの適応，投与量，減量の違いを知る必要がある．

文 献

1) American Thoracic Society；European Respiratory Society： American Thoracic Society/European Respiratory Society International Multidisciplinary Consensus Classification of the Idiopathic Interstitial Pneumonias. Am J Respir Crit Care Med 165：277-304, 2002
2) 日本呼吸器学会びまん性肺疾患診断・治療ガイドライン作成委員会（編）：特発性間質性肺炎診断と治療の手引き，改訂第2版，南江堂，東京，2011
3) 社団法人日本呼吸器学会薬剤性肺障害ガイドライン作成委員会（編）：薬剤性肺障害の評価，治療についてのガイドライン，メディカルレビュー社，東京，2006

第2章 7

ニューモシスチス肺炎

平石尚久, 杉山温人

summary

- PCP の臨床は HIV と非 HIV で分けて考える必要がある.
- 診断には HRCT が有用であるが, 菌体の検出が必要となる.
- 治療は ST 合剤が第一選択薬である. 有効な予防法が確立されている.
- ステロイドは呼吸不全の回避を目的として投与される.
- すべての症例にステロイドを使用する必要は必ずしもない. HIV-PCP では使用基準としてのコンセンサスガイドラインが提唱されている.

ニューモシスチス肺炎 (*Pneumocystis* pneumonia : PCP) は生命を脅かす可能性のある日和見感染症の代表であり, 基礎疾患としては特に HIV 感染症が有名である. しかし, 臓器移植や悪性疾患などでの治療法の進歩に伴って各種の免疫抑制薬やステロイドが広く使用されるようになり, HIV 感染症以外での発生頻度が増加している.

本項では, PCP の原因菌・病態・診断・治療の概説に加え, 特に肺障害と呼吸不全を回避する目的で使用されるステロイドの使用方法や投与量について解説していく.

A 疾患解説

1. 病態

ニューモシスチス肺炎 (*Pneumocystis* pneumonia : PCP) の原因菌については, まだ不明な点が少なくない. その最大の理由はいまだに菌の培養に成功していない点である. *Pneumo-*

cystis のうち，ヒトに感染する種は1種類のみ，*Pneumocystis jirovecii* である．形態学的に *Pneumocystis* は栄養体（直径1～4 μm）と嚢子（直径8 μm）の異なるステージのライフサイクルを呈する．嚢子が破れて栄養体となり，それがⅠ型肺胞上皮に接着して細胞障害を引き起こす．その後，栄養体同士が接着，増殖し，嚢子が形成される．嚢子の細胞膜の主成分は β-1,3-グルカンであるため，PCPの際には血中 β-D グルカン（β-DG）値が高値を呈する．

Pneumocystis はⅠ型肺胞上皮細胞と接着して障害を引き起こすのであるが，単に接着しただけでは広範な臓器障害は起こらない．むしろ，宿主側の生体反応による炎症反応が重篤な肺炎を引き起こす要因である．PCPの主体は好中球性炎症であり，これによる広範な肺胞障害，ガス交換障害，呼吸不全で特徴づけられる．

PCPの臨床はHIVと非HIVとで分けて考える必要がある．HIV-PCPでは非HIV-PCPに比べて肺内の *Pneumocystis* の菌体量が著明に多く，好中球性炎症の程度が軽いことが特徴である．菌体量が多いために喀痰やBALからの菌体検出が容易で診断がつきやすい．また，肺局所での炎症反応が軽いために酸素化障害の程度が軽く，予後も比較的良好である．逆に，非HIV-PCPは診断がつけにくく，進行の程度が速くて予後も悪いことになる．

PCPに対する宿主側の免疫反応には，CD4$^+$Tリンパ球，肺胞マクロファージ，好中球，各種のサイトカインなどが関与している．特に，CD4$^+$Tリンパ球は重要であり，HIV感染患者において，CD4$^+$Tリンパ球が200/μL未満だとPCPの発症頻度が著明に上昇することが知られている．

2. 症状

PCPの症状は発熱と呼吸困難，乾性咳嗽であり，発症は突然であることが多い．理学所見上は多呼吸，頻脈であり，通常，胸部の聴診上は異常を認めない．

3. 診断

検査所見上は，著明な低酸素血症とA-aDO$_2$の開大が認められる．仮に安静時には正常でも，軽度の労作で容易に低酸素血症を生じる．他にはLDHの上昇，β-DG値の上昇がみられる．呼吸機能検査では，DLCOが有用である．HIV-PCPの報告で

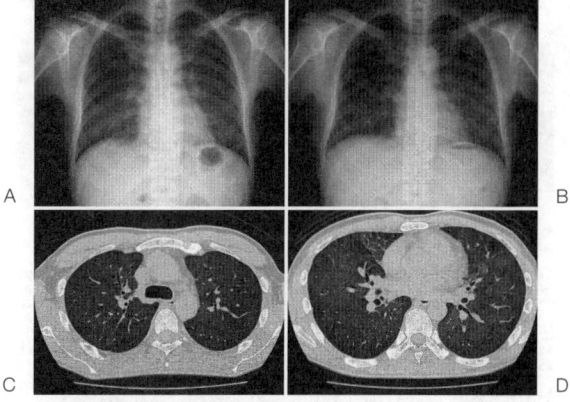

図1 PCP発症にてHIV感染が判明したAIDSの症例
(46歳男性, HAART未導入, 入院後にST合剤, ステロイド療法を開始されている)
A：入院時の胸部X線, B：第25病日の胸部X線, C, D：入院時の胸部CT

は，胸部X線写真が正常または変化がなくDLCOが75%以上の場合，PCPの可能性はかなり低かった[1]．

胸部単純X線上，病初期はほとんど異常を認めないことが多いが，典型的な所見としてはびまん性，両側性のスリガラス陰影を認める．

診断的にもっとも感度が高く鋭敏なのは，HRCTである．胸部単純X線上，一見正常にみえても，HRCTでは病変を詳細に描出することができる．ある報告ではHRCTの感度は100%，特異度は89%であった[2]．逆にいえば，HRCTで異常を認めなければ，PCPはほぼ否定的である．図1にHIV-PCPの発症時の胸部単純X線とHRCTを示す．肺門に強く末梢は比較的正常な地図状のスリガラス陰影を認める．

PCP診断のゴールデンスタンダードは菌体の検出である．通常，喀痰はほとんどないか，あっても少量であるために吸入誘発痰（3%の高調食塩水を吸入させる）が用いられる．必要に応じてBALも行われる．*Pneumocystis*は培養することができないために，こうして得られた検体を染色して鏡検し，菌体をみつける．栄養体はPapanicolaou（パパニコロウ）染色，Giemsa

表1 PCP 診断基準（日本リウマチ学会抗リウマチ薬市販後特別調査小委員会による）

	Definite	Presumptive
臨床症状 （発熱・咳嗽・呼吸困難）	○	○
低酸素血症	○	○
画像所見 （スリガラス陰影）	○	○
標準治療に対する反応性	/	○
PCP-PCR	/	○×○
β-D グルカン高値	/	×○○
菌体の検出	○	×

（ギムザ）染色，Diff-Quick 法で検出され，嚢子は Grocott（グロコット）染色で検出されるが，欧米ではモノクローナル抗体を用いた染色法も用いられている．また近年，PCR 法が臨床の場に導入されており，誘発喀痰，BAL いずれの検体においても，通常の染色法より感度，特異度ともに優れる．非 HIV-PCP の場合は以上の方法を用いても診断に苦慮する場合が少なくなく，診断の一助として日本リウマチ学会の PMS 委員会が提唱している PCP の診断基準（表1）を参照されたい．

B PCP 治療とステロイド使用の実際

1. 薬の選択

治療は ST 合剤（トリメトプリム・スルファメトキサゾール）が第一選択薬であり，標準的治療量はトリメトプリム 15〜20 mg/kg，スルファメトキサゾール 75〜100 mg/kg を経口もしくは経静脈的に 3〜4 分割して投与する．バクタ®1 錠または 1 g 中にトリメトプリムは 80 mg，スルファメトキサゾールは 400 mg 含有されているため，約 0.18〜0.25 g/kg が標準量となる．第二選択薬としてはペンタミジンの経静脈投与（3〜4 mg/kg，1 日 1 回）が有効とされているが，経静脈投与しかできないこと，毒性がより強いことから実際の臨床での使用頻度

は低い．

2. 具体的処方例

バクタ®9〜12錠（分3）毎食後．

3. 投与期間と中止のタイミング

投与期間は，HIV-PCPでは3週間程度である．非HIV-PCPではHIV患者よりも薬剤に対する反応性がよいため2週間程度でよいが，病状に合わせて3週間まで使用する．

4. 注意点

副作用として，発疹，発熱，肝機能障害，汎血球減少症，溶血性貧血などの出現があり，特に肝機能障害のために服薬を中止せざるをえない場合も少なくない．週1,2回の採血検査での副作用の確認が望ましい．

5. PCPの予防内服について

HIVの有無にかかわらずPCPの予防法は有効である．メタアナリシスではST合剤による予防はPCPの発症率を91%減少させた（リスク比0.09, 95% CI：0.02〜0.32）[3]．標準療法は確立されてはいないが，一般的にバクタ®1錠毎日もしくは2錠週3回投与を行う．

6. PCP治療でのステロイドの位置づけ

前述のようにPCPにおける肺障害は肺における炎症反応に起因する．PCP治療の中でのステロイドの主な使用目的は，呼吸不全の回避である．ステロイドの有効性については実際にいくつかの無作為化試験にて有効性が報告されている．コクランレビューによれば，ステロイドによるHIV-PCP死亡のリスク比は1ヵ月の時点で0.56（95% CI：0.32〜0.98），3〜4ヵ月で0.68（95% CI：0.50〜0.94）であった[4]．しかし，すべてのPCPの症例にステロイドを使用する必要は必ずしもない．そこで，HIV-PCPでは使用開始基準としてのコンセンサスガイドラインが提唱されている[5]．具体的な目安としては，室内気でPaO_2<70 Torrまたは$A-aDO_2$>35 Torrである．

> **例** プレドニン® (5)　16錠　分2　5日間
> 　　　プレドニン® (5)　 8錠　分2　5日間
> 　　　プレドニン® (5)　 4錠　分2　11日間

　投与量はプレドニゾロン80 mg（分2）5日間，40 mg（分1）5日間，20 mg（分1）11日間の計21日間である．水溶性製剤による経静脈投与時は，経口量の75％量と同等量として換算する．非HIV-PCPでもHIV-PCPと同様に肺障害の重篤化を予防する目的でステロイドは使用されるが，この場合，十分なコンセンサスは得られておらず，標準的な治療法も確立されてはいない．実際にはHIV-PCPに準じて，プレドニゾロン（0.5～）1 mg/kg/日程度の高用量のステロイドを使用し，約2週間を目安に効果を判定し，投与量を漸減する．以前よりステロイドを使用していた場合には，その維持量に戻す場合が多い．ただし，患者の状態に応じて使用量や使用期間は変化しうることはいうまでもなく，ステロイドパルス療法が行われることもある．

文　献

1) Huang L, Stansell J, Osmond D, et al：Performance of an algorithm to detect Pneumocystis carinii pneumonia in symptomatic HIV-infected persons. Chest 115：1025-1032, 1999
2) Hartman TE, Primack SL, Muller NL, et al：Diagnosis of thoracic complications in AIDS：accuracy of CT. Am J Roentgenol 162：547-553, 1994
3) Green H, Paul M, Vidal L, et al：Prophylaxis for Pneumocystis Pneumonia (PCP) in non-HIV immunocompromised patients. Cochrane Database Syst Rev 3：CD005590, 2007
4) Briel M, Bucher HC, Boscacci R, et al：Adjunctive corticosteroids for Pneumocystis jiroveci pneumonia in patients with HIV-infection. Cochrane Database Syst Rev 3：CD006150, 2006
5) Consensus statement on the use of corticosteroids as adjunctive therapy for pneumocystis pneumonia in the acquired immunodeficiency syndrome. The National Institutes of Health-University of California Expert Panel for Corticosteroids as Adjunctive Therapy for Pneumocystis Pneumonia. N Engl J Med 323：1500-1504, 1990

第2章 8

気管支喘息

佐野靖之

summary

- 喘息には抗炎症作用に優れるステロイドが効果的である.
- 吸入ステロイド治療は肺局所に強力に作用するので, 全身的な副作用は少ない.
- 十分な吸入ステロイド療法により重症喘息であってもコントロール可能となってきている.
- morning dip のコントロールには経口ステロイドの就寝前の少量投与も有効である.
- 喘息発作では十分なステロイド量を短期で用いて, 1回の発作は1回の治療でコントロールするように治療することが大切である.

A 疾患解説

1. 病態

気管支喘息(以下,喘息)は,臨床的には繰り返し起こる咳,喘鳴,呼吸困難,生理学的には可逆性の気道狭窄と気道過敏性の亢進が特徴的で,気道が過敏なほど喘息症状が著しい傾向がある.組織学的には気道の炎症が特徴で,好酸球,リンパ球,マスト細胞などの浸潤と,気道上皮の剥離を伴う慢性の気道炎症が特徴的である.免疫学的には多くの患者で環境アレルゲンに対する IgE 抗体が存在する.しかし IgE 抗体を持たない患者でも同様の気道炎症とリンパ球の活性化を認めている.喘息の病像を形成する因子はきわめて多様であるが,すべての喘息症例に共通ではない.好酸球主体の気道炎症とともに好中球主体の気道炎症を呈する症例の存在も明らかとなり,喘息の異なる病像が注目されている.長期罹患患者では気道上皮下の基底

膜肥厚, 平滑筋肥厚, 粘膜下腺過形成などからなる気道のリモデリングがみられ, 非可逆的な気流制限と持続的な気道過敏性の亢進をもたらし, 喘息が難治化する原因になると考えられる. 小児の喘息は思春期になると寛解ないし"治癒"の状態となる患者もあり, いわゆる"outgrow"がみられる. 高齢者喘息では慢性閉塞性肺疾患 (COPD) の合併が病像を複雑化することがある.

2. 症状

喘息症状を基本とするがPEF値, 1秒量などの呼吸機能測定は重症度の判定の客観的把握に重要であり, 5歳以上であれば多くは施行可能である.

喘息の重症度は喘息症状の強度, 頻度, および日常のPEF値, 1秒量とその日内変動, 日常の喘息症状をコントロールするのに要した薬剤の種類と量により判断され, 軽症間欠型, 軽症持続型, 中等症持続型, 重症持続型に分類される (表1). 各重症度を症状の頻度で簡略化すると, 症状が毎週ではないのが軽症間欠型, 毎週だが毎日ではないのが軽症持続型, 毎日ではあるが日常生活に支障をきたさないのが中等症持続型, 毎日で日常生活に支障をきたしているのが重症持続型である. そして, 各重症度に応じて治療ステップ1から治療ステップ4までの内容による治療が推奨される. また, 現実の診療では, 初診時にすでに長期管理薬を用いられている場合があり, 現在の治療ステップ下でなお認められる症状から重症度を判定, 治療方針を決定することが必要である (表2). 喘息治療の目標を達成するうえで重要なことは, 現在のコントロールされた状態を維持することである. 現在の治療ステップでの症状により, 同一治療ステップでの治療強化, 治療ステップの1段階あるいは2段階のステップアップという内容で治療方針を決定する. いったん喘息の症状がコントロールされたら3〜6ヵ月持続し, 治療のステップダウンを試みる. 発作強度の分類では発作強度と呼吸困難については共通で, 軽度では「苦しいが横になれる」, 中等度では「苦しくて横になれない」, 高度では「苦しくて動けない」となり, 発作強度を判定するうえで有用である.

3. 診断

典型的な発作を繰り返す患者では, 診断は困難ではない. しかし, 発症初期で症状に喘鳴や呼吸困難を認めない軽度な状態

表1 治療前の臨床所見による喘息重症度の分類（成人）

重症度[*1]		軽症間欠型	軽症持続型	中等症持続型	重症持続型
喘息症状の特徴	頻度	週1回未満	週1回以上だが毎日ではない	毎日	毎日
	強度	症状は軽度で短い	月1回以上日常生活や睡眠が妨げられる	週1回以上日常生活や睡眠が妨げられる	日常生活に制限
				短時間作用性吸入 β_2 刺激薬頓用がほとんど毎日必要	治療下でもしばしば増悪
	夜間症状	月に2回未満	月2回以上	週1回以上	しばしば
PEF FEV$_1$[*2]	%FEV$_1$, %PEF	80%以上	80%以上	60%以上80%未満	60%未満
	変動	20%未満	20〜30%	30%を超える	30%を超える

[*1] いずれか1つが認められればその重症度と判断する．
[*2] 症状からの判断は重症例や長期罹患例で重症度を過小評価する場合がある．呼吸機能は気道閉塞の程度を客観的に示し，その変動は気道過敏性と関連する．%FEV$_1$=(FEV$_1$測定値/FEV$_1$予測値)×100，%PEF=(PEF測定値/PEF予測値または自己最良値)×100

[社団法人日本アレルギー学会喘息ガイドライン専門部会（監修）：喘息予防・管理ガイドライン2009，協和企画，p. 7，2009]

表2 コントロール状態の評価

	コントロール良好（すべての項目が該当）	コントロール不十分（いずれかの項目が該当）	コントロール不良
喘息症状（日中および夜間）	なし	週1回以上	コントロール不十分の項目が3つ以上あてはまる
発作治療薬の使用	なし	週1回以上	
運動を含む活動制限	なし	あり	
呼吸機能（FEV$_1$およびPEF）	正常範囲内	予測値あるいは自己最高値の80%未満	
PEFの日（週）内変動	20%未満	20%以上	
増悪	なし	年に1回以上	月に1回以上[*]

[*] 増悪が月に1回以上あれば他の項目が該当しなくてもコントロール不良と評価する．

[社団法人日本アレルギー学会喘息ガイドライン専門部会（監修）：喘息予防・管理ガイドライン2009，協和企画，p. 107，2009]

では診断に苦慮することが少なくない．診断の遅れは治療・管理の遅れの原因となり，喘息の慢性化，重症化の原因となる可能性がある．

一般に，喘息の臨床診断は，①発作性の呼吸困難，喘鳴，胸苦しさ，咳などの症状の反復，②可逆性の気流制限，③他の心肺疾患などの除外による．

また，成人喘息では，COPDや心不全を合併している場合には，診断が困難となる．定義と同じく診断基準も確立していないが，その"目安"を以下に示す．

① 発作性の呼吸困難，喘鳴，胸苦しさ，咳（夜間，早期に出現しやすい）の反復

② 可逆性の気流制限

1秒量が吸入 β_2 刺激薬の吸入により12％以上かつ絶対量で200 mL以上変化すれば，喘息である可能性が高い．

③ 気道過敏性の亢進

アセチルコリン，メサコリン，ヒスタミンなどの気管支収縮薬を2分間吸入させ，1秒量を20％低下させる濃度を PC_{20}，その時の累積濃度を PD_{20} として評価する．重症者では1000 μg/mL以下を示すことが多い．

④ 鑑別疾患の除外

器質的心肺疾患などによると考えられる喘息様症状や，COPD単独あるいは合併も鑑別の対象となる．

⑤ 気道炎症の存在

喀痰中や気管支肺胞洗浄液（BALF）の好酸球比率の増加あるいはECP高値，剥離した気道上皮であるCreola（クレオラ）体の証明は気道炎症の存在を示唆する．また，呼気中の一酸化窒素（NO）測定は気道炎症の評価に有用とされ，その上昇は気道炎症を示唆している．

B ステロイド使用の実際

1. 薬の選択

a．吸入ステロイド

フロン全廃に伴って粉剤であるフルチカゾンとブデソニドと代替フロンで粒子をより微小にしたBDP-HFA（キュバール®）とFP-HFA（フルタイド®エアー）が登場し，さらに最近フルチカゾンと長時間作用性吸入 β_2 刺激薬（LABA）であるサルメ

表3 各吸入ステロイドの吸入器の種類

	pMDI（加圧噴霧式定量吸入器）	DPI（ドライパウダー吸入器）
BDP（ベクロメタゾンプロピオン酸エステル）	BDP-HFA（キュバール®）	なし
FP（フルチカゾンプロピオン酸エステル）	FP-HFA（フルタイド®エアー）	FP-DPI（フルタイド®ディスカス，フルタイド®ディスクヘラー）
SM（サルメテロールキシナホ酸塩）との配合剤	SFC-HFA（アドエア®50 エアー）	FP/SM DPI（アドエア®ディスカス）
BUD（ブデソニド）	なし	BUD-DPI（パルミコートタービュヘイラー®）
FM（ホルモテロールフマル酸塩水和物）との配合剤	なし	BUD/FM（シムビコート®タービュヘイラー）
CIC（シクレソニド）	CIC-HFA（オルベスコ®）	
MF（モメタゾンフランカルボン酸エステル）	なし	MF-DPI（アズマネックス®ツイストヘラー）

[社団法人日本アレルギー学会喘息ガイドライン専門部会（監修）：喘息予防・管理ガイドライン 2009, 協和企画, p.94, 2009 より改変]

テロールとの合剤のアドエア®やアドエア®エアー，HFA を使用したプロドラッグでも1日1回の使用で効果が得られるようになったシクレソニド（オルベスコ®），より強力で末梢到達率も上がり1日1回の使用も可能なモメタゾン（アズマネックス®），LABA であるホルモテロールとブデソニドの合剤（シムビコート®）など種々に登場してきたことにより，喘息治療を非常に効果的としている（**表3, 4**）（**図1**）．フルチカゾンとサルメテロールの合剤とともにブデソニドとホルモテロールの合剤はそれぞれ数多くのエビデンスが論文化され，単剤でそれぞれを併用して使用するより合剤で使用するほうがはるかに優れるとの報告が多く，海外で汎用されているごとく今後のわが国にお

表4 各吸入ステロイドの治療ステップ別推奨量

薬剤名	治療ステップ1〜2 低用量	治療ステップ3 中用量	治療ステップ4 高用量
BDP-HFA	100〜200 μg/日	200〜400 μg/日	400〜800 μg/日
FP-HFA	100〜200 μg/日	200〜400 μg/日	400〜800 μg/日
CIC-HFA	100〜200 μg/日	200〜400 μg/日	400〜800 μg/日
FP-DPI	100〜200 μg/日	200〜400 μg/日	400〜800 μg/日
BUD-DPI	200〜400 μg/日	400〜800 μg/日	800〜1600 μg/日
MF-DPI	100〜200 μg/日	200〜400 μg/日	400〜800 μg/日

[社団法人日本アレルギー学会喘息ガイドライン専門部会(監修):喘息予防・管理ガイドライン 2009, 協和企画, p.94, 2009]

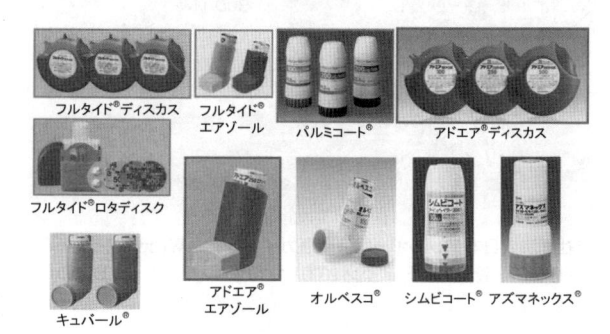

図1 吸入ステロイド

ける代表的な吸入剤となっていくものと思われる.わが国の『喘息予防・管理ガイドライン』においては,ピークフロー値を客観的な指標として用い,その症状増悪による低下時に経口ステロイドをプレドニゾロン(PSL)換算で20〜30 mg,3〜5日間の短期間で内服使用(short burst)させることを推奨している.悪化頻度が多くて経口や点滴で頻用しているとステロイド依存症やさらにはステロイド不応症にしてしまう危険性もはらんでいる.しかし吸入ステロイド療法ではそのような心配はほとんどなく,たとえ重症であっても十分薬を正しく吸入することに

よってコントロールは徐々に得られてくる．それゆえ吸入ステロイドによる吸入療法を主体とした現在の治療は非常に優れた喘息治療法といえるので今後さらなる汎用が望まれる．吸入ステロイドはステップ2以上の中等症以上で使用するが，その約7割以上に効果的であるので，治療で難治的である場合には，高用量の吸入ステロイドの使用も必要と考えられる．中等症ではフルチカゾン換算200～400 μg/日，重症では400～800 μg/日（**表4**），難治性では800～1200 μg/日が試みられている．吸入は15～60％が肺局所に到達し，他は口腔内に付着するので，吸入後はうがいを行うことが大切である．吸入ステロイドの特徴は血中に入って肝臓を1回通過することでその活性が99％減じられることにより経口ステロイドに比べて副腎抑制や他の副作用が非常に少なく，しかも肺局所に直接効果的に作用して喘息症状を上手にコントロールできる点にある．さらに，いったんコントロールされた後もきちんと励行することによりさらなる改善がみられてくるので，今後この治療法はますます発展していくものと思われる．近い将来，フルチカゾンとホルモテロールの合剤，1日1回使用で効果が得られるFF（フルチカゾンフランカルボン酸）＋LABAの合剤の開発が進められているのでさらなる治療域の発展も期待される分野である．

b．経口ステロイド

喘息治療ではコントロール不良例に対して一般にPSL換算で1錠を就寝前に投与する方法がよりよいと考えられる．ステロイドの作用発現は臨床的に約1時間くらいで始まり，喘息症状は明け方に強いことを考慮すると，少量で喘息のmorning dipをコントロールしようとすれば朝食後の投与では持続されず翌日の明け方まで効かせることが難しいので，就寝前の投与がより効果的であり，比較的少量のステロイドでより効果的な強い症状のコントロールも可能であるといえる．ステロイドは朝方の投与が生理学的に合っているという報告が有力だが，こと喘息の治療に関しては就寝前の投与のほうがより効果的であり，また同じ1錠であれば投与が朝か夜かについての副腎の抑制に関しては差がないとする報告もある．経口ステロイドは原則として1日1錠のPSL換算5 mgまでとし，さらに重症例となった場合でも2錠または多くても3錠までとし，治療の主体を吸入ステロイドとするのが一般的といえる．最近はPSL 2.5 mg錠や1 mg錠も出てきているのでうまく減量過程で用いると効果的である．

c．点滴使用のステロイド

 喘息発作時におけるステロイド治療はその発作の程度に応じて種々に変わってくる．軽症発作ではほとんど点滴でのステロイド薬の使用は必要ではなく，中等～重症発作において必要不可欠といえる．一般的にステロイドは short acting のヒドロコルチゾンを用い，効果が得られない場合に PSL，メチルプレドニゾロン，ベタメタゾンへと変更することもあり，それによって効果が得られることもある．その投与量は一般にヒドロコルチゾン 100 mg から始まり中等発作では 300 mg，重症発作になると 500 mg，大発作になると 1000 mg に至る使用も行われる．さらに，メチルプレドニゾロンでは 40 mg より開始し 80，125，250～500 mg とその発作の重症度に応じて投与量は変化する．一般に最初の投与量は重症発作の場合には点滴に加えて側管注で併用使用すると効果が期待されやすい．持続点滴でだらだらと長く点滴していると効果の発現が遅く，急性の強い発作の抑制に間に合わないことがあるので，最初の投与に関しては重症発作では側管注あるいは短時間で加速点滴することが大切である．これらの症状が安定期に入って落ちつけば減量に入る．中等発作では比較的速やかに減量可能である．しかしながら重症発作で長い期間発作状態を続けた人では改善の程度も遅く，そのような場合にはステロイドの減量は比較的ゆっくりと行う必要があり，その指標としては PEFR や 1 秒量あるいは強制呼出させた肺部の聴診音などの客観的な指標をよりどころにすべきである．経口，点滴ステロイドの効力比と作用時間を**表 5** に示す．

 いったん症状が軽快した後には今回の発作に至った原因をよく勘案して外来治療の見直しを行う必要があり，そのためには必要であれば吸入ステロイドや経口ステロイドの投与を考慮するとともに PEFR や喘息日誌できちんと日常の管理を行うことが大切である．

2．具体的処方例

 一般的に外来で標準的な処方として
 ① アドエア®（250） 500 μg/日 2×朝・夕
 ② シムビコート®（200） 800 μg/日 2×朝・夕
のいずれかが推奨され，さらに重症であれば
 ③ アドエア®（500） 100 μg/日 2×朝・夕
 ④ シムビコート®（200） 1600 μg/日 2×朝・夕

表5 ステロイドの薬理学的効果の比較

一般名 / 薬理学的効果	抗炎症効果比	同等性効力を示す量 (mg)	Na 貯留作用	血中半減期 (min)	生物学的半減期* (hr)
short acting					
ヒドロコルチゾン	1	20	2+	90	8〜12
コルチゾン	0.8	25	2+	30	†
intermediate acting					
プレドニゾン	3.5	5	1+	60	†
プレドニゾロン	4	5	1+	200	12〜36
メチルプレドニゾロン	5	4	0	200	12〜36
トリアムシノロン	5	4	0	200	24〜48
long acting					
ベタメタゾン	30	0.6	0	300	36〜54
デキサメタゾン	30	0.75	0	300	36〜54

* HPA 機能抑制より決定.
† コルチゾンとプレドニゾンは活性化される前にまずヒドロコルチゾンとプレドニゾロンへ転換されなければならない. 生物学的半減期はそれぞれヒドロコルチゾンとプレドニゾロンのそれと比較可能である.

[Morris HG：Pharmacology of corticosteroids in asthma. Allergy Principles and Practice, Middleton E, et al (eds), CV Mosby, pp. 593-611, 1983 より引用]

のいずれかが推奨される. 症状が安定すれば, それぞれ
⑤ フルタイド®（200） 400〜800 μg/日
⑥ パルミコート®（200） 800〜1600 μg/日
へと変更可能である. ⑤, ⑥に対応する他の吸入ステロイドは
⑦ キュバール®（100） 400〜800 μg/日
⑧ オルベスコ®（200） 400〜800 μg/日
⑨ アズマネックス®（200） 400〜800 μg/日
などが考慮される.

3. 投与期間と中止のタイミング

　気管支喘息は体質的な疾患であり, 体質を変えることは現時点で不可能である. それゆえ症状が安定し, それが3〜6ヵ月以上持続し呼吸機能や PEF 値の正常化がみられ, PEF の変動が10%以下に抑えられるならば減量を考慮するが, 中止可能は5%以下とごくまれと考えて継続することが大切である. 経口ステロイドは PSL 換算 20〜30 mg を 4〜7 日間を目安として

発作時に使用する．点滴では1回の発作は1回の治療で改善させるようにしっかりと治療する必要がある．

> **ワンポイントアドバイス**
> 気管支喘息は慢性のアレルギー性気道炎症であるので，吸入ステロイドが効果的で日常管理，治療に不可欠である．それゆえ重症度を注意深く判定し，その重症度より少し上の用量より開始し，安定してきてからステップダウンを試みるべきである．さらに吸入手技を正しく教え，肺局所で薬となって効果を発揮させることが重要である．

文 献

1) 斎田恭子：副腎皮質ステロイド療法の適応と問題点．日本内科学会誌 81：222-227, 1992
2) Morris HG：Pharmacology of corticosteroids in asthma. Allergy Principles and Practice, Middleton E, et al (eds), CV Mosby, St Louis, Toronto, pp. 593-611, 1983
3) 佐野靖之：4-3 ステロイド剤．臨床アレルギー学，改訂第3版，宮本昭正（監修），南江堂，東京, pp. 231-238, 2007
4) 社団法人日本アレルギー学会喘息ガイドライン専門部会（監修）：喘息予防・管理ガイドライン 2009，協和企画, 2009

第2章 9

炎症性腸疾患（IBD）

永山和宜, 渡辺 守

summary

- 潰瘍性大腸炎（UC）増加のうち, 軽症単回発作型の直腸炎型が占めているように見受けられる. それ自体を否定するものではないが, 安易な診断が行われていないか, まず診断手順を確実にする.
- UC, クローン病（CD）ともステロイドは治療の大きな軸であるが, ステロイドには寛解維持, 瘻孔閉鎖効果がない. 免疫抑制薬の使用も必ず考慮する.
- UC では同じ系統の薬剤でも種々の剤形を利用可能であり, 適材適所の利用を行う.
- CD では生物学的製剤を最後にすべきか, 最初から用いるべきか結論は出ていない. 生物学的製剤も複数薬剤を選択可能になってきており, 症例によっては最初から生物学的製剤を用いる top-down therapy も考慮する.

A 疾患解説

1. そもそも IBD は「自己免疫」疾患であろうか？

消化管は「内なる外界」であり, 常時, 食物などを通じて無数の異種抗原にさらされている. これに伴い消化管粘膜には独自の免疫機構が進化していて, ある程度局所で免疫システムが完結していると思われる部分すらある. いやむしろ, 粘膜免疫は自己免疫疾患が通常対象としている獲得免疫（細胞性免疫・液性免疫）と比較しても, さらに種を越えて（すなわち長きにわたって）保存された免疫システムといえる. 消化管の粘膜免疫を支配するメカニズムについての研究は間違いなく現在の免

疫学における最先端分野の1つであるが，同時に，基礎研究の知見がまだ診療に反映されるに至っていない面も多い．消化管の免疫機構の破綻に伴って生じると考えられる疾患群と，その治療を考えるうえでは，消化管の持つこの特殊性をまず意識することが重要である．

2. クローン病

クローン病（Crohn's disease：CD）は潰瘍性大腸炎（ulcerative colitis：UC）と並んで炎症性腸疾患の代表的疾患である．前述のようにCDはUCと比較すると，よりTh1優位に偏った疾患であると考えられている．生物学的製剤がまずCDに応用されたのも，部分的にはそういう研究成果が背景にあるものと考えられる．しばしばCDは腸管を舞台としたリウマチにたとえられるが，背景となる免疫異常が同一という証拠があるわけではない．

UCとCDでは罹患範囲，問題となる病態，自然経過がまったく異なる．まず，CDは口腔から肛門に至るまですべての消化管を侵す．これは，極論すれば大腸全摘をしてしまえば問題の多くが解決してしまうUCとは決定的に異なる．しばしば小腸型・大腸型・小腸-大腸型に分けられるが，発症時点での治療抵抗性の予測因子にはなるものの，自然経過を追えば，少なからぬ症例で結局は当初一見罹患していなかった小腸病変（あるいは大腸病変）も出現する．再燃-再手術サイクルを繰り返せば，最後には短腸症候群となる．第二に，CDは腸管壁全層にわたる疾患である．CDの潰瘍のみで穿孔性腹膜炎を起こす，ということは滅多にないが，治療過程で瘢痕狭窄をきたし，高度になると一種の機械的腸閉塞になり手術あるいはバルーン拡張が必要となる．バルーン拡張のような非手術的な手法が広がりつつあるが，短期的な確実性は外科治療に及ばない．しかし，吻合部ではしばしば潰瘍病変が再燃する．また，CDの大きな特徴の1つである瘻孔形成は，しばしば狭窄と共存する．瘻孔，特に外瘻は著しくQOLを損なう．中でも，腸管皮膚瘻や腸管膀胱瘻の生活に与える影響は大きく，また女性での腸管腟瘻は直接的に妊孕性に重大な影響を及ぼす．

B ステロイド使用の実際

1. 薬理作用

UC は基本的に大腸に限局する粘膜層・粘膜下層の慢性炎症である．組織病理学的には crypt abscess（陰窩膿瘍）が比較的特徴的とされるが必須ではない．腸管外合併症を生じる頻度の低さから，主な免疫異常は消化管（大腸）局所の粘膜免疫にあると考えられている．後述する CD が典型的には Th1 優位の炎症病態を示すため，対比の意味を含めて Th2 優位が強調される傾向もあったが，特定のサイトカインの関与や抑制性 T 細胞の異常を支持する所見も増えているなど，UC における免疫異常の本態はいまだ明らかではない．ステロイドの作用は局所への炎症細胞浸潤を非特異的に抑制することにあると考えられ，その結果としてびらんや潰瘍の活動性が低下すると思われる．しかし，ステロイドそのものは傷害粘膜の再生に寄与しないため寛解維持効果はない．

CD におけるステロイドの役割は何であろうか．潰瘍病変を短期的に改善する効果はある．しかし UC の場合と同様，寛解維持効果はないことが証明されている．さらに，ステロイドにはできてしまった狭窄を改善する効果はない．同じように完成した瘻孔を閉鎖することもできない．ここだけをみると，ステロイドが CD においてすでに過去の薬になってしまった印象もあり，生物学的製剤を最初に用いる，いわゆる top-down therapy が専門施設では広まっており，EBM としても説得力を持ち始めている．特に 2 つの製剤が選択可能になってから，その傾向は強くなってきている．一方ステロイドの最大の利点は使用経験がとにかく豊富であることである．生物学的製剤は高々 10 年足らずの知見であるのに対して，ステロイド投与の経験は 50 年に近い．短期的な使用にとどめる，という限定をつければ利用価値は高い．

2. 薬の選択と使い方

UC は特定疾患で患者数が 10 万人以上と多いこともあって診断基準や治療指針は整備されている．ステロイド製剤としては坐薬，注腸，経口，点滴静注があり，この順に全身への影響が大きくなるため敷居が高くなる．前提として，5-ASA（ペンタサ®）またはサラゾピリン®投与が試みられることが求められ

ているが，UC の場合，直腸に 5-ASA を到達させるには少なくとも 9 錠/日の内服が必要である．16 錠/日投与も認可されたが簡便とはいいがたい．一方，サラゾピリン®の場合，やはり尿や汗などすべてがオレンジ色に染まるのは患者にとって好ましいものではない．一度は大腸内視鏡を施行して罹患範囲を決め，左側大腸炎型なら注腸，直腸炎型なら坐薬製剤を早めに試みてもよいであろう．製剤として左半結腸まで比較的確実に到達することが工夫されているもの（アサコール®）が発売されている．罹患部位によっては有意義な製剤である可能性がある．

内服ステロイドの適応は，①初発例で発熱などの全身症状がある，②5-ASA 投与後も排便が 1 日 4 回以上で出血を伴う，③もっとも明快なのは排便のために夜間覚醒するというケースである．プレドニゾロン（PSL）で 0.6〜0.8 mg/kg が基本である．易感染性が問題となることと副作用管理のため，入院での開始が望ましい．排便回数と出血の程度，体温は投与初期には非常に重要な指標であり，できるだけ患者に記録してもらうとよい．

ステロイド投与の前に必ず考えるべきことは，「この症例は本当に UC であるのか」を確認することである．UC の内視鏡像は典型的なものでは比較的診断が容易である（ようにみえる）．しかし，ステロイド投与を考えるような中等症・重症例では縦走潰瘍を伴ったり，深掘れ潰瘍が多発していることも多い．最低でも便培養は必須，腸結核・アメーバ赤痢を除外したい．また，特にステロイド依存例などでの再燃例ではサイトメガロウイルス感染を血中抗原検査などで除外したい．

治療指針に示されている強力静注・動注については，シクロスポリン（CsA）投与（すなわち頻回の血中濃度測定が必要になる），あるいは緊急手術という体制がとれる施設以外では原則として立ち入るべきではないと考える．効果がなかった場合，高度の免疫抑制下というハイリスクで次善策をとることになり患者利益にならない．このことは，ほぼ同様に位置づけられているタクロリムス水和物ないし，2010 年に UC にも承認された生物学的製剤（レミケード®）でも同様である．ただし，UC でのレミケード®の使用経験はまだまだ限定されており，腸結核など感染症による腸炎の除外に関して特に十分な注意とインフォームドコンセントが必要である．

H_2-blocker などの薬剤で上部消化管副作用予防を行うかどうかについて，エビデンスレベルはそれほど高くないようだが，

禁忌とする積極的な理由は指摘されておらず，原則的には併用すべきと考える．栄養については，ステロイド全身投与を行う症例では禁食が基本だが，最初は末梢静脈栄養でねばるか，中心静脈栄養に踏み切るかは病勢の強さ，ステロイドへの反応の良し悪しなどから総合的に判断する．感染リスクからも無条件に中心静脈路を確保する必然性はない．

CDに対してステロイドが用いられる状況は徐々に少なくなってきている．肛門周囲膿瘍のように明確な感染が存在する場合には感染コントロールを優先する．また，その後ステロイドを使用する場合にも抗菌薬（特にメトロニダゾールのように嫌気性菌に広く有効でCDそのものへの有用性が指摘されているものが望ましい）の併用を考慮する．また，腸結核の否定は重要で，特に初発例では可能な限り病変部の生検に加え，最低でもツベルクリン反応，できればクォンティフェロン®（QFT）検査を行っておく．

急性期の潰瘍病変に対する治療では，発熱などの全身症状や体重低下が進行する場合など身体所見で重症度を判断することが重要である．まず5-ASA製剤や，栄養療法による腸管安静を図る．これに反応しない時にステロイドを考慮する．検査所見ではCRPなどはUCよりは異常値を示しやすいが，まったくCRPが陽性化しないCDの増悪も少なからず存在するので，あまり検査所見に頼りすぎない．投与量については，基本的には指針を参考にしていただきたいが，全身症状を伴っているような場合は，他の疾患の場合と同様に中途半端な量ではなく，PSLで0.8〜1.0 mg/kgを使用する．経口投与で朝を多くするのは型通りでよい．前述のように，あくまでステロイドは潰瘍病変の急性期からの離脱を目的としているので，5-ASA製剤などを早期から併用しつつ2週間程度で減量に入る．栄養療法の併用と程度は症例によるが，やはり急性期は絶食として成分栄養から再開していくのが安全であろう．

手術後の吻合部には3年で80〜90％の症例で潰瘍（いわゆるアフタを含む）の再発をみるとされる．そのすべてが再手術につながるわけではないと考えられているが，放置することは望ましくない．現在ではこのような症例へのステロイド長期使用は原則として行われず，5-ASA製剤・栄養療法・免疫抑制薬・生物学的製剤の4つから選択されるようになってきている．長期予後についてのおのおのの優劣はmass studyとしては結論が出ていないので，個々の症例で患者の嗜好を取り入れつつ単

独あるいは併用して治療するのが現時点で最善と考える．ただし，少なくとも5年単位の将来を視野に入れて行うべき治療であり，継続した診療体制の確立した施設での管理が望ましい．

3. 具体的処方例

ステロイドに対して反応を示す場合，比較的その徴候は早くに現れる．UCの場合，CRPなどの血液所見にそれほど高度の異常を示さない増悪のほうがむしろ多い．CRPが10 mg/dLを超えるような場合には，他疾患が潜在する可能性を常に念頭に置くべきである．このように血液所見で判断しにくい疾患であるので，効果の徴候を必ず身体所見でとらえることを旨とする．何より，腹痛の軽減と，夜間の（排便による）覚醒が減ることを重視する．次が出血量であるが，減ってくるのは数日遅れる印象がある．

早期副作用の把握としては，身体所見として腹部所見と体温は当然として，CRPなどの血液所見，血糖値，腹部X線（初期には巨大結腸が出現しないことを把握しつつ治療する）が中心となる．またUCでは特に躁うつ傾向の有無と不眠にならないことに配慮する．

禁食として，上記のステロイド投与量を2週間続けて改善がない場合は強力静注もしくはCsAに移行するか，診断を再検討するかを判断することになるが，詳細は成書を参照されたい．また白血球除去療法，注腸ステロイド投与での全身ステロイド投与量の減量も試みられる．

ステロイドの減量について述べる．排便回数が1日3～4回程度まで，夜間覚醒がなく，顕性下血がなければ，初期投与量で3週間投与した後に減量する．20 mgまでは5 mg/2週間，それ以後はさらに緩やかに（たとえば2.5 mg/2週間）減量する．PSLとして5 mg以下に減量する前には，必ずACTH・コルチゾールの日内変動と，できればrapid ACTH負荷試験を行い，二次性の副腎不全を否定しておく．

排便回数と出血量がもっとも鋭敏な再燃指標である．ステロイド依存性となり，免疫抑制薬に切り替えなければならない症例も多い．また，ステロイドには寛解維持効果がないことが証明されているので，長期にステロイドに頼りすぎることは戒めるべきである．一方で免疫抑制薬の長期使用については，まだ十分な知見が集積されているとはいえない面もあるが，妊娠に関連する対応を含めて，専門施設の間では概ね好意的に受け入

れられている．これからわが国でのエビデンス確立が求められている分野である．また，UC はほぼ大腸に限局した疾患であるので，ステロイドと大腸全摘の得失を計ることも必要である．ステロイドの副作用，大腸全摘の手術リスク，さらに術後の QOL 低下の可能性と度合いなどを総合して，累積ステロイド投与量が PSL 換算で 10 g となった時点で手術を外科と検討するのが現時点での一応のコンセンサスである．試算していただくとわかると思うが，この量には意外に早く到達してしまうことに注意したい（たとえば，PSL 1 日 10 mg を内服し続けていれば 3 年足らずで 10 g に達してしまう）．

UC と CD で異なるのは効果判定である．ステロイド投与で解熱効果が得られて CRP が下がるのは薬理学的にも当然である．したがって，もしこれらの指標が改善しなければ，診断が違うか背景に重大な合併症があるか，いずれにせよ治療そのものの妥当性を検討する．

腹痛，下血，体重減少などの症状は症例によって異なるため短期的な効果判定指標はさまざまであるが，いずれにしても UC の場合より効果発現には時間がかかると考えたほうがよい．明らかな悪化がなければ 2 週間くらいは闇雲に処方を変更しないほうがよいと思われる．しかし，それでも特にもともと腹部症状に乏しい CD の場合には効果判定が困難なことがある．UC でも時としてみられるが，症候としての改善と粘膜局所の内視鏡所見の改善が乖離することが CD では多い．特に CD では，一見効果が得られているようにみえても粘膜所見に改善がない症例があり問題となる．小腸型では難しいが，大腸に評価可能な病変がある症例では，可能な限り内視鏡所見を確認して粘膜寛解をめざした治療を行うべきである．

減量に関しては概ね UC と同様に行うが，あくまでステロイドの効果は急性期の潰瘍病変を改善することにあり，粘膜再生にまでは寄与しないことに注意して短期での離脱を図る．ステロイド離脱が困難な症例では早めに免疫抑制薬ないし生物学的製剤の使用を検討し，ステロイド投与に固執しない．

CD の治療は UC 以上に長期にわたり，困難な選択を余儀なくされるケースも多い．患者が専門知識を有するほど，患者も納得できる治療法を選択することが治療関係維持のためにも必要である．

4. ステロイドの周辺に位置づけられる他の治療法（UC）

　白血球除去療法は日本発の治療法で，世界的なエビデンスとして認知されるにはもう少しかかると思われるが，ステロイドへの上乗せ効果はあると考えられている．保険上は週1回であるが，週2回治療の成績も報告されている．一応は一連の治療で10回までとされている．一方，白血球除去にはブラッドアクセスが必要である．できれば両側の肘静脈にアクセス可能であることが望ましい．50 mL/分という流量が確保できれば，とりあえず実施可能なので，できれば末梢静脈ルートで治療を完結したい．

　寛解維持は，ステロイドを離脱できれば5-ASA製剤でよいが，離脱できないようであると免疫抑制薬が必要である．アザチオプリン（イムラン®）より6-MP（ロイケリン®）のほうが多少効果発現は早い．初期には6-MPでは骨髄抑制，アザチオプリンでは肝毒性に注意する．ただし6-MPは粉薬かつ細胞毒性があるため調剤が難しく（自動調剤機を他の患者と共用できない），受け入れられる薬局に制限があるため事前の準備が必要である．また，殺細胞性に作用しないと思われる20 mg/日程度の6-MPでもニューモシスチス肺炎などの日和見感染症を経験することもないわけではなく，注意を要する．

文　献（主要な総説を挙げる）

1) Lim WC, Hanauer S：Aminosalicylates for induction of remission or response in Crohn's disease. Cochrane Database Syst Rev 12：CD008870, 2010
2) Kane S：Preparing the patient for immunosuppressive therapy. Curr Gastroenterol Rep 12：502-506, 2010
3) Hart AL, Ng SC：Review article：the optimal medical management of acute severe ulcerative colitis. Aliment Pharmacol Ther 32：615-627, 2010
4) Lichtenstein GR, Rutgeerts P：Importance of mucosal healing in ulcerative colitis. Inflamm Bowel Dis 16：338-346, 2010

第2章
10 肝炎

安井 豊, 泉 並木

summary

- 重症例の自己免疫性肝炎に対しては十分量のステロイド投与が望ましい.

A 疾患解説

1. 病態

自己免疫性肝炎(autoimmune hepatitis:AIH)は, 血清学的には自己抗体陽性や高γグロブリン血症, 病理学的には interface hepatitis や門脈域の形質細胞浸潤として特徴づけられる疾患である. 何らかの機序により自己の肝細胞に対する免疫学的寛容が破綻し, 自己免疫反応により生じる疾患であるが, 詳細な発症機序や病態に関しては不明な点も多い. さらに, 既知の診断基準に一致しない症例や原発性胆汁性肝硬変(primary biliary cirrhosis:PBC)を合併するいわゆる overlap 例が存在することも臨床的に問題となる. 治療されずに炎症が持続すれば, 肝硬変へと進展し食道静脈瘤や肝不全が致命的となる. 急性肝炎, 劇症肝炎として発症する例も存在し, 治療の主体はステロイドをはじめとした免疫抑制薬である.

2. 症状

症状は無症状のことも多く, 急性肝炎様に発症した場合にも無症状に経過した慢性肝炎の急性増悪をとらえている例が含まれている. 自覚症状を有する場合は, 全身倦怠感や黄疸, 食欲不振, 関節痛, 発熱などが主な症状である. また, 約30%に他の自己免疫性疾患を合併するため, 合併した自己免疫性疾患の症状にも注意を有する. 合併する疾患としては, 慢性甲状腺炎, Sjögren(シェーグレン)症候群, 関節リウマチが多い.

表1 自己免疫性肝炎診断指針1996（厚生省難治性の肝疾患調査研究班）

概念
 中年以降の女性に好発し，慢性に経過する肝炎であり，肝細胞障害の成立に自己免疫機序が想定される[*1]．診断にあたっては肝炎ウイルス[*2]，アルコール，薬物による肝障害，および他の自己免疫疾患に基づく肝障害を除外する．免疫抑制剤，特にコルチコステロイドが著効を奏する[*3]．

主要所見
1. 血中自己抗体（特に抗核抗体，抗平滑筋抗体など）が陽性
2. 血清γ-グロブリン値またはIgG値の上昇（2g/dL以上）
3. 持続性または反復性の血清トランスアミナーゼ値の異常
4. 肝炎ウイルスマーカーは原則として陰性[*2]
5. 組織学的には肝細胞壊死所見およびpiecemeal necrosisを伴う慢性肝炎あるいは肝硬変であり，しばしば著明な形質細胞浸潤を認める．時に急性肝炎像を呈する．

 註 [*1]：本邦ではHLA-DR4陽性症例が多い．
 [*2]：本邦ではC型肝炎ウイルス血症を伴う自己免疫性肝炎がある．
 [*3]：C型肝炎ウイルス感染が明らかな症例では，インターフェロン治療が奏功する例もある．

診断
 上記の主要所見1から4より，自己免疫性肝炎が疑われた場合，組織学的検査を行い，自己免疫性肝炎の国際診断基準を参考に診断する．

［戸田剛太郎，他：自己免疫性肝炎に関する第二次調査結果報告（平成9年度全国調査最終報告）．厚生省特定疾患難治性の肝疾患調査研究班 平成10年度報告書，1999より引用］

3. 診断

 AIHの診断は，わが国の診断指針（**表1**）[1]ならびにInternational Autoimmune Hepatitis Group（IAIHG）が提唱した改訂版国際診断基準が用いられている．また，このスコアリングシステムをさらに簡易版とした診断基準が2008年に提唱され（**表2**）[2]，AIHの診断はより明瞭となっている．簡易版スコアリングシステムでのAIHの診断感度は81〜95％，特異度は94〜100％とされている．また，PBCとの合併例もこの基準により拾い上げることができ，診断の一助となる．

表2 簡易版スコアリングシステム

ANA or SMA	≧1：40	1
ANA or SMA LKM-1抗体 SLA抗体	≧1：80 ≧1：40 陽性	2
IgG	＞基準値上限 ＞基準値上限1.1倍	1 2
肝組織	矛盾しない 典型的	1 2
ウイルス性肝炎の否定	可能	2

≧6：probable AIH
≧7：definite AIH

(Hennes EM, Zeniya M, Czaja AJ, et al：Simplified criteria for the diagnosis of autoimmune hepatitis. Hepatology 48：169-176, 2008 より引用)

B ステロイド使用の実際

1. 薬の選択

わが国の前述の診断指針（1996）[1]では診断が確定した例では原則として免疫抑制療法［プレドニゾロン（PSL）など］を行う，とされている．一方で，米国肝臓学会（AASLD）では2002年のガイドラインで表3の治療指針を設けている[2]．また，小児例では診断確定時の治療開始が推奨されている．いずれにおいても，AIHでは第一選択薬はステロイドである．ステロイドは多くの症例で奏効を示すが，10〜15％の頻度でステロイド抵抗性を示す症例が存在することが知られている．ステロイド抵抗例には，3〜6ヵ月のステロイド治療でもトランスアミナーゼが正常上限の2倍以下へ低下しない症例，ステロイド副作用で内服継続が困難な例などが該当する．

ステロイド抵抗例に対しては，アザチオプリン（保険適応外）が考慮される．本剤は即効性を期待することはできないが，ステロイド禁忌例や副作用が強い例，ステロイド減量後の再燃例に対して用いられる．

表3 AASLDによるAIH治療適応のガイドライン

治療の絶対適応	治療の相対適応
血清AST≧正常上限の10倍 血清AST≧正常上限の5倍かつγ-グロブリン≧正常の2倍 肝生検像でbridging necrosisもしくはmultiacinar necrosisを認める	症状（倦怠感，関節痛，黄疸） ASTまたはγ-グロブリンの高値 肝生検像でinterface hepatitisを認める

(Manns MP, Czaja AJ, Gorham JD, et al：Diagnosis and management of autoimmune hepatitis. Hepatology 51：2193-2213, 2010より引用)

表4 AASLDによるAIH治療のガイドライン

	プレドニゾロン単独療法 (mg/day)	プレドニゾロン・アザチオプリン併用療法	
		プレドニゾロン (mg/day)	アザチオプリン (mg/day)
第1週	60	30	50
第2週	40	20	50
第3週	30	15	50
第4週	30	15	50
維持量	20	10	50
治療に適した状態	血球減少 妊娠 悪性疾患 短期間治療 (≦6ヵ月)	閉経後 骨粗鬆症 糖尿病 肥満	痤瘡 高血圧 神経症

(Manns MP, Czaja AJ, Gorham JD, et al：Diagnosis and management of autoimmune hepatitis. Hepatology 51：2193-2213, 2010より引用)

2. 具体的処方例

PSL初期投与量は十分量（30 mg/日以上）とし，血清トランスアミナーゼ値の改善を効果の指標に漸減する．維持量は血清トランスアミナーゼ値の正常化をみて決定する．AASLDガイドラインでは**表4**の投与方法を推奨しており，小児例ではアザチオプリンの併用が望ましいとされている．

表5 AIHの重症度判定

臨床徴候
　① 肝性脳症あり
　② 肝濁音界縮小または消失
臨床検査所見
　① AST, ALT>200 IU/L
　② ビリルビン>5 mg/dL
　③ プロトロンビン時間<60%
画像検査所見
　① 肝サイズ縮小
　② 肝実質の不均質化

重症：次の1，2，3のいずれかがみられる
　1．臨床徴候：① または ②
　2．臨床検査所見：①+③ または ②+③
　3．画像検査所見：① または ②
中等症：臨床徴候 ①，②，臨床検査所見 ③，画像検査所見 ①，② が
　　　　みられず，臨床検査所見 ① または ② がみられる
軽症：臨床徴候 ①，②，臨床検査所見 ①，②，③，画像検査所見 ①，
　　　② のいずれもみられない

[戸田剛太郎：自己免疫性肝炎．消化器病診療―良きインフォームド・コンセントに向けて，日本消化器病学会（監修），医学書院，東京，p. 172，2004]

わが国では戸田が重症度判定を示しており（**表5**）[3]，重症例についてはより高用量が有用と考えられているが，具体的な投与量は明記された基準は存在しない．

ステロイド抵抗例に対しては，50〜100 mg/日のアザチオプリンが併用される．PSL単独投与でトランスアミナーゼ値の正常化が得られない症例や，IgGが2000 mg/dL以下にコントロールされない症例では本剤の併用も考慮すべきである．

> **例1** 診断時初回投与：PSL 30〜40 mg/日
> **例2** ステロイド抵抗性・再燃時：PSLに加え，アザチオプリン 50〜100 mg/日

3．投与期間と中止のタイミング

初期投与により寛解状態（トランスアミナーゼの正常化）に入った後，ステロイドの漸減を開始する．症状（倦怠感や食欲

不振), 身体所見 (黄疸, 腹水, 浮腫), 検査所見 [AST, ALT, γ-グロブリン (IgG), 総ビリルビン, アルブミン, プロトロンビンなど] を注意深く見守りながら漸減していく. 漸減中はこれらの検査は頻回に行い, 炎症が完全に鎮静化した際にはステロイドの中止を検討する.

4. 禁忌 (注意点)

肝硬変にまで進展している症例では, 有害事象の頻度が多いという報告もあり, 特に注意してフォローアップが必要である. また, 発症時に重症例として発症する例があり, 亜急性型劇症肝炎の10%, 遅発性肝不全 (LOHF) の14%でAIHが成因とされている. 劇症化例については処置の治療戦略が非常に重要である. 上記標準投与量にこだわらず, 大量のステロイド投与, 血漿交換, 血液濾過透析などの劇症肝炎に準じる治療および肝移植の検討が必要である. AIHによる急性肝不全に対する生体肝移植の5年生存率は65%と報告されている.

ワンポイントアドバイス

AIHに対するステロイド治療上のポイントは初期投与量を十分量 (30 mg/日以上) とすること, 減量は十分に時間をかけて行うこと, 維持療法を長期に続ける必要があること, 長期投与に伴う副作用対策である. PSL抵抗例に対してはアザチオプリンが検討される.

文献

1) 戸田剛太郎, 他:自己免疫性肝炎に関する第二次調査結果報告 (平成9年度全国調査最終報告). 厚生省特定疾患難治性の肝疾患調査研究班 平成10年度報告書, 1999
2) Hennes EM, Zeniya M, Czaja AJ, et al : Simplified criteria for the diagnosis of autoimmune hepatitis. Hepatology 48:169-176, 2008
3) 戸田剛太郎:自己免疫性肝炎. 消化器病診療―良きインフォームド・コンセントに向けて, 日本消化器病学会 (監修), 医学書院, 東京, pp.169-173, 2004
4) Czaja AJ, Freese DK : Diagnosis and treatment of autoimmune hepatitis. Hepatology 36 : 479-497, 2002

第2章
11 血液疾患

新井文子

summary

- ステロイドを使用する血液疾患は主にリンパ系腫瘍, 自己免疫性疾患である.
- ステロイドの主な作用機序はリンパ球の抑制である.
- 長期にわたって使用する場合は特に感染症への注意が必要である.

A 疾患解説

ステロイド (グルココルチコイド) は, 白血球のひとつであるリンパ球に作用し, その細胞死 (アポトーシス) を誘導する. よって, 血液疾患領域では, リンパ球の抑制が治療効果につながる, リンパ系腫瘍と自己免疫性疾患を中心に使用される.

1. 腫瘍性疾患

a. リンパ性白血病

① 病態：白血病とは, 造血幹細胞が腫瘍化し, 骨髄で増殖した結果, 末梢血中に出現する疾患である. 腫瘍細胞の性質によって骨髄性白血病, リンパ性白血病に分類されるが, ステロイドはリンパ性白血病に対し用いられる.

② 症状：造血能の低下による症状 (貧血, 易感染性, 出血傾向), 腫瘍細胞の浸潤による症状 (肝脾腫, リンパ節腫脹) を認める. 骨髄性白血病に比べ, 中枢神経浸潤をきたしやすい.

③ 診断：骨髄穿刺により診断する.

b. 悪性リンパ腫

① 病態：リンパ腫はリンパ球が腫瘍化した疾患であるが, 白血病と違い病変の部位がリンパ節などの組織である.

② 症状：腫瘍細胞の浸潤によるリンパ節腫脹, 臓器障害を認める. 発熱, 体重減少, 盗汗をB症状という.

③診断：病変部の生検により診断する．

c．多発性骨髄腫

①病態：免疫グロブリン（抗体）を産生するリンパ球である形質細胞が腫瘍化した疾患である．

②症状：血球減少，骨破壊による病的骨折，骨髄腫細胞の産生する単クローン性免疫グロブリン（M 蛋白）の沈着による腎などの臓器障害，易感染性を認める．

③診断：骨髄穿刺で診断し，全身検索で臓器病変の確認を行う．

2. 自己免疫性疾患

a．自己免疫性溶血性貧血（autoimmune hemolytic anemia：AIHA）

①病態：自己の赤血球と反応する抗体により赤血球が破壊された結果，貧血と溶血を示す疾患である．37℃で活性を示す温式抗体によるもの，0～4℃で活性を示す冷式抗体によるもの（寒冷凝集素症）がある．

他の自己免疫疾患，リンパ系腫瘍やその他の悪性腫瘍，ウイルス感染などの合併や，薬剤内服を契機に発症することもある．

②症状：貧血による倦怠感，動悸，息切れ，めまい，頭痛，溶血による黄疸，脾腫を認める．慢性に経過すると胆石症を合併することもある．

③診断：網赤血球増加を伴う貧血と，溶血（間接優位のビリルビン上昇，ハプトグロビン低下）に加え，直接 Coombs（クームス）試験陽性によるが，Coombs 試験はまれに陰性の場合もある．

b．特発性血小板減少性紫斑病（idiopathic thrombocytopenic purpura：ITP）

①病態：他に血小板減少をきたす疾患がなく，血小板の産生障害を認めない血小板減少に対してこの診断がなされる．その多くは自己の血小板と反応する抗体が出現し，抗体の結合した血小板が肝臓，脾臓などに取り込まれ破壊された結果，発症すると考えられている．

②症状：血小板減少による出血を認める．

③診断：血小板産生能が保たれ，血小板減少をきたす疾患（白血病，リンパ腫，薬剤性，肝障害など）が否定された場合，診断する．PA-IgG 上昇は診断に必須ではない．

c．血栓性血小板減少性紫斑病（thrombotic thrombocytopenic purpura：TTP）

①病態：強い血小板凝固作用を持つ高分子 von Willebrand（フォンウィルブランド）factor の分解酵素である ADAMTS13 が欠乏，もしくは活性が低下した結果，全身の微小血管に血栓が生じる重篤な疾患である．先天性の ADAMTS13 欠乏症も存在するが，成人発症例のほとんどが ADAMTS13 に対する自己抗体（インヒビター）の出現による．

②症状：発熱，意識障害，腎障害，血管内溶血による貧血，血小板減少が主な症状，検査所見である．

③診断：ADAMTS13 の活性低下と血液中のインヒビターの存在で診断する．

d．後天性血友病

①病態：先天性血友病でない患者に第Ⅷ因子もしくは第Ⅸ因子に対する自己抗体（インヒビター）が発生し，同因子活性が極端に低下した結果，重篤な出血症状を呈するまれな疾患である．

②症状：出血症状は，先天性血友病より重篤で，軟部組織および皮膚粘膜に重症または致死的出血を生じる．

③診断：aPTT 延長，第Ⅷ因子もしくは第Ⅸ因子の活性低下と，それらのインヒビターの存在によって診断する．

3. 血球貪食症候群（hemophagocytic syndrome：HPS）

a．病態

リンパ球の活性化などにより生じた高サイトカイン血症によってマクロファージが活性化され，骨髄，肝臓，脾臓などの網内系組織で血液細胞を貪食し発症する重篤な疾患である．成人例のほとんどは，感染症（ウイルス感染など），悪性腫瘍（悪性リンパ腫など），自己免疫性疾患，薬剤内服などに伴う二次性 HPS である．

b．症状

発熱，出血傾向が主な症状である．

c．診断

①発熱，②脾腫，③2系統以上の血球減少，④高トリグリセリド血症かつ，もしくは低フィブリノーゲン血症，⑤骨髄，リンパ節，脾臓にみられる特徴的な血球貪食細胞，⑥NK 細胞活性の低下もしくは消失，⑦高フェリチン血症，⑧可溶性 IL-2

受容体上昇のうち5項目を満たす，という診断基準が広く用いられている[1]．

B ステロイド使用の実際

1. 腫瘍性疾患（リンパ性白血病，悪性リンパ腫，多発性骨髄腫）

a．薬の選択

治療にはステロイドを含んだ多剤併用化学療法が行われる．リンパ性白血病，悪性リンパ腫は診断後ただちに治療を開始する．骨髄腫のうち，抗腫瘍薬を用いた治療を行うのは，症候性多発性骨髄腫，非分泌型骨髄腫，多発性形質細胞腫，形質細胞白血病である．疾患ごとに代表的なレジメンがあるため，それに基づいて治療薬を選択する．

b．具体的処方例

寛解導入療法として，急性リンパ性白血病に対するJALSG-ALL93[2]，B細胞リンパ腫に対するR-CHOP療法，多発性骨髄腫に対するVDC療法，MP療法，ボルテゾミブ＋デキサメタゾン療法を示す（表1A〜E）．再発例，治療抵抗性例に対する救援療法として，悪性リンパ腫に対するESHAP療法，多発性骨髄腫に対するレナリドミドとデキサメタゾンとの併用例を示す（表1F，G）[3,4,5]．

c．投与期間と中止のタイミング

治療レジメンに従って治療を行うが，無効である場合，あるいは明らかに治療による有害事象が出現した場合は治療を中止する．

d．注意事項

多くは短期投与であるが，大量であるため，消化管出血，耐糖能異常，高血圧などの合併には注意が必要である．

2. 自己免疫性疾患

a．自己免疫性溶血性貧血（autoimmune hemolytic anemia：AIHA）

① 薬の選択：第一選択はプレドニゾロン（PSL）である．ヘモグロビン8.0 g/dL未満で治療を開始する．

② 具体的処方例：PSL 1〜1.5 mg/kg/日．

③ 投与期間と中止のタイミング：効果を認めた場合は4週間

持続投与後5〜10 mg/日の少量の維持量を目標に漸減する．開始後3週間で効果を認めなかった場合，もしくは維持に10 mg/日以上を必要とする場合は，減量したのち別の治療法（免疫抑制薬，脾摘など）への変更を考慮する．

④注意事項：消化管出血，耐糖能異常，高血圧などの合併に注意し，予防的に抗潰瘍薬を使用する．長期投与を行う場合は感染症予防（特にニューモシスチス肺炎），骨粗鬆症予防を行う．

b．特発性血小板減少性紫斑病（idiopathic thrombocytopenic purpura：ITP）

①薬の選択：第一選択はPSLである．治療開始の基準には，

表1　ステロイドを用いた化学療法レジメン

A．JALSG93

薬剤名　投与量	投与経路	投与日
オンコビン® 1.3 mg/m²	静注	1, 8, 15, 22
アドリアシン® 30 mg/m²	静注	1, 2, 3, 8, 9, 10
プレドニン® 40 mg/m²	内服	1〜10
ロイナーゼ® 6000 U/m²	点滴	29〜35
エンドキサン® 600 mg/m²	点滴	29

（Takeuchi J, Kyo T, Naito K, et al：Induction therapy by frequent administration of doxorubicin with four other drugs, followed by intensive consolidation and maintenance therapy for adult acute lymphoblastic leukemia：the JALSG-ALL93 study. Leukemia 16：1259, 2002 より引用）

B．R-CHOP

薬剤名　投与量	投与経路	投与日
リツキサン® 375 mg/m²	点滴	1
オンコビン® 1.4 mg/m²	静注	1
アドリアシン® 50 mg/m²	静注	1
エンドキサン® 750 mg/m²	点滴	1
プレドニン® 100 mg/body*	内服	1〜5

*原法は40 mg/m²
21日ごとに繰り返す． （次頁に続く）

表1 続き

C. VDC

薬剤名　投与量	投与経路	投与日
ベルケイド® 1.3 mg/m²	静注もしくは皮下注	1, 4, 8, 11
エンドキサン® 500 mg/m²	内服もしくは点滴	1, 8, 15
デキサメサゾン 40 mg	内服もしくは点滴	1, 8, 15

21日ごとに繰り返す.

(Kumar S, Flinn I, Richardson PG, et al：Randomized, multicenter, phase 2 study (EVOLUTION) of combinations of bortezomib, dexamethasone, cyclophosphamide, and lenalidomide in previously untreated multiple myeloma. Blood 119：4375-4382, 2012 より引用)

D. MP

薬剤名　投与量	投与経路	投与日
アルケラン® 0.25 mg/kg	内服	1〜4
プレドニン® 2 mg/kg	内服	1〜4

アルケラン®は食前投与. 4〜6週ごとに繰り返す.

E. ボルテゾミブ＋デキサメタゾン療法

薬剤名　投与量	投与経路	投与日
ベルケイド® 1.3 mg/m²	ワンショット	1, 4, 8, 11
デカドロン® 20 mg/日	内服もしくは点滴	1〜2, 4〜5, 8〜9, 11〜12

21日ごとに繰り返す.

F. ESHAP療法

薬剤名　投与量	投与日
ベプシド® 40 mg/m²	1〜4
ソル・メドロール® 500 mg	1〜5
キロサイド® 2000 mg/m²	5
シスプラチン 25 mg/m²	1〜4

21日〜28日ごとに繰り返す.

表1 続き

G. レナリドミド＋デキサメタゾン療法

薬剤名　投与量	投与経路	投与日
レブラミド® 25 mg/日	経口	1～21
レナデックス® 40 mg/日	内服もしくは点滴	1～4, 9～12, 17～20

28日ごとに繰り返す．

H. HLH-2004

薬剤名　投与量	投与経路	投与日
ベプシド® 150 mg/m²	内服もしくは点滴	2回/週（1～2週），1回/週（3～8週）
デカドロン® 10 mg/m²	内服もしくは点滴	連日2週ごとに半減
ネオーラル® *	内服もしくは点滴	連日

*トラフ値 200 ng/mL を目標に投与

(Henter JI, Horne A, Arico M, et al：HLH-2004：Diagnostic and therapeutic guidelines for hemophagocytic lymphohistiocytosis. Pediatr Blood Cancer 48：124, 2007 より引用)

重篤な出血を起こしうるとされる血小板2万/μL 未満を用いることが多い．加えて臨床症状，特に鼻出血などの粘膜からの活動性の出血や，脳出血，消化管出血など体内での出血の有無が重要視される．

②具体的処方例：PSL 1 mg/kg/日．効果を認めた場合は4週間持続投与後漸減し，中止もしくは少量の維持量を持続投与する．

③投与期間と中止のタイミング：開始後2週間でも血小板の増加が認められない場合は漸減，中止し，悪化がみられるようなら他の治療法を考慮する．著明な粘膜出血や脳出血，消化管出血などを認める場合はメチルプレドニゾロン1g/日×3日間のパルス療法をγグロブリン大量療法とともに行う．

④注意事項：AIHA と同様である．

c. 血栓性血小板減少性紫斑病 (thrombotic thrombocytopenic purpura：TTP)

① 薬の選択：本疾患は予後不良でしばしば致死的となるため速やかに治療を開始する．治療の基本は血漿交換による，インヒビターの除去と ADAMTS13 の補充である．ステロイド単独投与の TTP に対する効果は示されていない．しかし急激な抗体の除去がリバウンドによる抗体の上昇をきたす可能性があるため，しばしば血漿交換に引き続いて，ステロイドを使用する．

② 具体的処方例：血漿交換に引き続き，PSL 1 mg/kg/日の投与を行う．メチルプレドニゾロン 1 g/日×3日間のパルス療法を行う場合もある．

③ 投与期間と中止のタイミング：投与開始後，病状の悪化がなければ 2~4 週後に減量を開始する．増悪を認めるようであれば他の免疫抑制薬などへの変更を考慮する．

④ 注意事項：AIHA と同様である．

d. 後天性血友病

① 薬の選択：重篤な出血症状を認めるため，診断後速やかに止血療法に加えステロイドをはじめとする免疫抑制薬による迅速な治療を開始する．

② 具体的処方例：PSL 1 mg/kg/日．

③ 投与期間と中止のタイミング：ステロイドの効果を得るまでは 2~4 週以上を要する．出血症状が改善し，インヒビターの低下を認めたら減量を開始する．無効例に対してはエンドキサン® 1~2 mg/kg/日の追加や，血漿交換を行うが確立された治療法はない．

④ 注意事項：AIHA と同様である．特に消化管出血に注意する．

3. 血球貪食症候群 (hemophagocytic syndrome：HPS)

a. 薬の選択

診断後速やかに治療を開始する．治療の基本は原疾患の治療であるが，ステロイドを中心としたリンパ球および網内系細胞の抑制効果のある薬剤の投与を行う．

b. 具体的処方例

表 1H に HLH-2004 治療（初期治療）を示す[1]．

c. 投与期間と中止のタイミング

臨床症状，血球減少，フィブリノーゲンなどの改善を認めれ

ば投与を中止するが，特に原疾患のコントロールが得られない場合多くが再発する．治療が無効の場合，血漿交換が有効な場合もある．適応があれば造血幹細胞移植を考慮する[6]．

d．注意事項

抗潰瘍薬を使用する．長期投与を行う場合は感染症予防（ニューモシスチス肺炎），骨粗鬆症予防を併用する．

> **必読 ワンポイントアドバイス**
>
> 血液疾患は元来，免疫不全や出血傾向を有する場合が多い．ステロイド使用は，さらなるリンパ球機能低下，耐糖能低下，血圧上昇そして組織，血管の脆弱化の原因となるため，長期投与の際には特に注意が必要である．

文 献

1) Henter JI, Horne A, Arico M, et al：HLH-2004：Diagnostic and therapeutic guidelines for hemophagocytic lymphohistiocytosis. Pediatr Blood Cancer 48：124, 2007
2) Takeuchi J, Kyo T, Naito K, et al：Induction therapy by frequent administration of doxorubicin with four other drugs, followed by intensive consolidation and maintenance therapy for adult acute lymphoblastic leukemia：the JALSG-ALL93 study. Leukemia 16：1259, 2002
3) Kumar S, Flinn I, Richardson PG, et al：Randomized, multicenter, phase 2 study (EVOLUTION) of combinations of bortezomib, dexamethasone, cyclophosphamide, and lenalidomide in previously untreated multiple myeloma. Blood 119：4375-4382, 2012
4) Hideshima T, Richardson P, Chauhan D, et al：The proteasome inhibitor PS-341 inhibits growth, induces apoptosis, and overcomes drug resistance in human multiple myeloma cells. Cancer Res 61：3071, 2001
5) Weber DM, Chen C, Niesvizky R, et al：Lenalidomide plus dexamethasone for relapsed multiple myeloma in North America. N Engl J Med 357：2133, 2007
6) 河 敬世, 坂田顕文, 竹下泰史, 他：血球貪食症候群の診断と治療．臨床血液 46：418-423, 2005

第2章 12 多発性硬化症

吉村 怜, 吉良潤一

summary

- 多発性硬化症の急性増悪期では,高用量メチルプレドニゾロン静注療法,いわゆるステロイドパルス療法が選択される.
- 後療法として経口プレドニゾロンを漸減投与することも多いが,長期投与は避ける.
- 抗 AQP4 抗体陽性例や視神経脊髄炎においては,再発予防目的に低用量プレドニゾロン単独療法もしくは免疫抑制薬との併用を継続する.
- ステロイドの副作用を想定してその予防と定期的な検査を行う.

A 疾患解説

1. 病態

多発性硬化症(multiple sclerosis:MS)は,時間的・空間的多発性を特徴とする中枢神経系の非化膿性炎症性脱髄疾患である.その病因は現在のところ確立されていないが,二次リンパ組織など末梢で抗原提示を受け活性化された T 細胞が血液脳関門を通過して中枢神経に浸潤し,中枢神経髄鞘を攻撃して,脱髄を起こす自己免疫疾患と推測されている.T 細胞の中でも IFN-γ を産生する Th1 細胞や IL-17 を産生する Th17 細胞が MS の発症に重要な役割を果たしていると考えられている.一方,髄液中のオリゴクローナル IgG バンドの存在や海外における MS の治験でリツキシマブ(抗 CD20 抗体)の治療効果が確認されたことなどから B 細胞の関与もあるとされる.欧米白人では *HLA-DRB1*1501* を含むさまざまな遺伝的要因と EB ウイルス,高緯度,ビタミン D 不足,喫煙などの環境要因が複雑

に相互作用し，MS発症のリスクを上げるとされる．また，アジア人種に多い視神経脊髄型MS（optico-spinal MS：OSMS）は，MSの一部と考えられていた．しかし，2004年に視神経脊髄炎（neuromyelitis optica：NMO）に特異的に存在するNMO-IgGが発見され（NMOの約半数で陽性），2005年にはそのターゲットがaquaporin-4（AQP4）水チャネルであることが明らかにされた．そして，この抗AQP4抗体がOSMSの一部でも検出されたため，OSMSはNMOと同一でMSとは異なる疾患であることが示唆されている．このように抗AQP4抗体はMSとNMOを区別する優れた生物学的指標とされているが，日本人のOSMS患者のうち抗AQP4抗体陽性例は30～60％程度であり，また通常型MS（conventional MS：CMS）でも抗AQP4抗体陽性例があったり，NMOの特徴とされる脊髄長大病変（longitudinally extensive spinal cord lesions：LESCL）を有する例が抗体陽性のCMSでも一定の割合（10～20％）でみられるため，NMOとMSはオーバーラップしているとする考えもある．

2. 症状

わが国の全国臨床疫学調査で明らかになったMSの臨床症状とその頻度を**表1**に示す[1]．病巣の部位により症状は多彩であるが，視力障害，対麻痺，痙縮，排尿障害，感覚障害などが比較的多い．発症は過労などが誘因になることも多く，前駆症状として全身倦怠感，頭痛，胃腸症状，感冒様症状などを呈することがある．ペンライトの光をすばやく健眼側から患側に動かすと，逆説的に散瞳（Marcus Gunn pupil マーカスガン瞳孔）する場合は，視神経障害が示唆される．両側性内側縦束（medial longitudinal fasciculus：MLF）症候群や頸部を前屈させた時に背部から下肢背側にかけて電撃痛が走るLhermitte（レルミット）徴候，四肢や体幹の有痛性強直性攣縮（painful tonic spasm），入浴後など体温が上昇した際に神経症状が増悪するUhthoff（ウートフ）徴候などMSに特徴的な症状がみられる場合もある．その他，疲労や抑うつ，認知機能障害，性機能障害などにも注意する．

3. 診断

MSの診断基準は，McDonald（マクドナルド）基準が国際的に用いられており，2001年にインターナショナルパネルにより

表1 多発性硬化症（MS）の経過中に認められた神経症状とその頻度（%）

精神症状	17.4	痙縮	47.6
失語，失行，失認	4.1	Babinski反射	58.7
全身けいれん	3.8	感覚障害	
視力障害	56.1	顔面	21.2
視神経萎縮	32.3	一定のレベル以下	37.9
視野障害	27.8	半側	33.7
複視	21.3	横断性脊髄炎	27.4
眼振	27.1	再発性	15.4
構音障害	21.9	四肢失調	26.3
嚥下障害	10.4	体幹失調	30.5
顔面麻痺	13.3	排尿障害	49.6
四肢麻痺	18.4	有痛性強直性攣縮	18.1
対麻痺	43.4	Lhermitte徴候	29.7
片麻痺	35.5		

(Osoegawa M, Kira J, Fukazawa T, et al：Temporal changes and geographical differences in multiple sclerosis phenotypes in Japanese：nationwide survey results over 30 years. Mult Scler 15：159-173, 2009 より引用)

発表され，2005年，2010年に改訂が加えられた．MSの診断は，中枢神経症候の時間的・空間的多発性の証明が基本となるが，2010年の基準（**表2**）では，MRIを用いたより感度と特異度の高い基準が採用された[2]．またMSの診断には，他の疾患を除外することも重要であるが，2010年の基準では，NMOを除外する必要性が明記され，抗AQP4抗体測定を行うことが推奨されている．NMOの診断基準は，2006年改訂Wingerchuk（ウィンガーチャック）の診断基準（**表3**）が国際的に用いられている[3]．

MSの病型は，急性増悪（再発）とそれに続く寛解を繰り返す再発寛解型MS（relapsing-remitting MS：RRMS），病初期から明らかな再発を示さず進行性の経過を呈する一次進行型MS（primary progressive MS：PPMS），RRMSが再発寛解を繰り返す過程で進行型へ移行する二次進行型MS（secondary progressive MS：SPMS）に分類される．また，RRMSは病変分布の特徴により，大脳，小脳，脳幹を含む中枢神経系全般に広範に病変をきたすCMSと，視神経と脊髄に選択的に病変をきたすOSMSに分類される[4]．

表2 McDonald 診断基準（2010年改訂）

臨床像	診断に必要な追加事項
2回以上の発作と2個以上の客観的臨床的証拠のある病巣あるいは1個の客観的臨床的証拠のある病巣と以前の発作を示す妥当な病歴上の証拠	なし
2回以上の発作と1個以上の客観的臨床的証拠のある病巣	以下の2つのいずれかによる空間的多発性の証明 　1) MSに典型的な4つの中枢神経領域（脳室周囲, 皮質近傍, テント下, 脊髄）の2領域以上にそれぞれ1個以上のT2病巣 　2) 他の中枢神経領域に由来する臨床的発作を待つ
1回の発作と2個以上の客観的臨床的証拠のある病巣	以下の3つのいずれかによる時間的多発性の証明 　1) 無症候性のガドリニウム（Gd）造影および非造影病巣が同時に存在する 　2) フォローアップのMRIで, ベースラインのMRIと比較して新しいT2またはGd造影病巣 　3) 2回目の臨床的発作を待つ
1回の発作と1個の客観的臨床的証拠のある病巣（clinically isolated syndrome：CIS）	空間的多発性の証明 　1) MSに典型的な4つの中枢神経領域（脳室周囲, 皮質近傍, テント下, 脊髄）の2領域以上にそれぞれ1個以上のT2病巣 　2) 他の病巣に由来する臨床的発作 時間的多発性の証明 　1) 無症候性のガドリニウム（Gd）造影および非造影病巣が同時に存在する（時期は問わない） 　2) フォローアップのMRIで, ベースラインのMRIと比較して新しいT2またはGd造影病巣 　3) 2回目の臨床的発作を待つ
MSを示唆する慢性の増悪（一次性慢性進行型 MS；PPMS）	1年間の進行性の増悪 そして以下のうちの2つ 　1) 脳における空間的多発性の証拠（MSに典型的な脳室周囲, 皮質近傍, テント下の領域に1個以上のT2病巣） 　2) 2個の脊髄MRI病巣 　3) 髄液所見陽性（オリゴクローナルバンド陽性またはIgG index 高値）

上記の基準が満たされ，かつMS以外の疾患が否定できる場合にMSと診断する．MSが疑われるが，McDonald 基準を完全に満たさない場合には，「MSの可能性がある（possible MS）」と診断する．臨床的にMS以外の疾患が考えられる場合，「MSではない（not MS）」と診断する．

(Polman CH, Reingold SC, Banwell B, et al：Diagnostic criteria for multiple sclerosis：2010 revisions to the McDonald criteria. Ann Neurol 69：292-302, 2011 より引用)

表3 視神経脊髄炎（NMO）診断基準（2006年改訂）

診断確実なNMO
　視神経炎
　急性脊髄炎
　以下の3つの補助基準のうち2つ以上を満たす
　1）3椎体以上に及ぶ連続的な脊髄MRI病変
　2）脳MRIが多発性硬化症の診断基準（※）を満たさない
　3）血清NMO-IgG陽性

※Patyの診断基準（4個以上の脳病巣または側脳室周囲に1個あれば合計3個以上の脳病巣）が用いられている．
(Wingerchuk DM, Lennon VA, Pittock SJ, et al：Revised diagnostic criteria for neuromyelitis optica. Neurology 66：1485-1489, 2006 より引用)

B　ステロイド使用の実際

1. 薬の選択

　MS治療ガイドライン2010による脱髄性疾患患者の診断から治療法選択までのフローチャートを図1に示す．MS治療の基本的な方針は，①急性増悪期を短縮させ後遺症を軽減させること，②再発寛解型MSの再発頻度を減らし再発の重症度を軽減させること，③進行型MSの進行を防止すること，④後遺症に対する対症療法により障害を軽減させることである．急性増悪期の治療として高用量メチルプレドニゾロン静注療法（いわゆるステロイドパルス療法）を行う．ただし，ステロイドの長期的な機能改善作用は明らかでなく，定期的なパルス療法の実施についての有用性は認められていない[5]．効果が不十分な場合は，約1週間の間隔を空けてステロイドパルス療法を反復投与することもある．ステロイドパルス療法の後療法として経口プレドニゾロン（PSL）の漸減投与が行われる場合も多いが，その意義に関してはエビデンスがなく，長期投与は避けるべきである．ステロイドパルス療法2～3クールで効果が乏しい場合や副作用のためにステロイド治療が施行できない症例では血漿浄化療法を行う．

　MSの再発予防には，発症早期より疾患修飾治療（disease-modifying therapy：DMT）を開始し将来の障害度進行を抑制することが重要である．現在，わが国で保険適応となっているDMTには，IFNβ-1a（アボネックス®，30μg週1回筋肉注射）

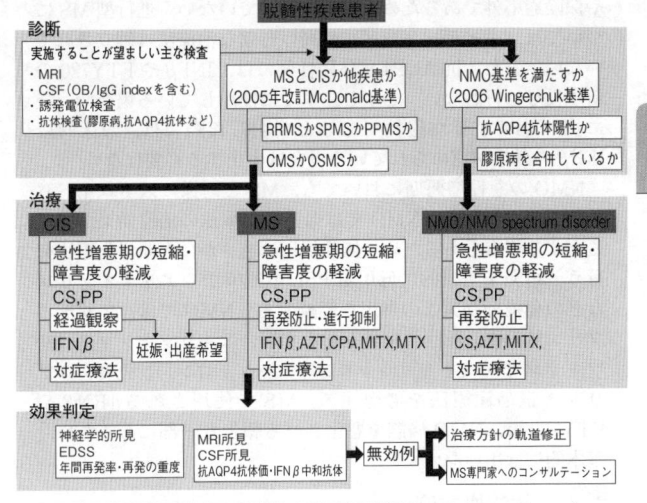

図1 多発性硬化症の診断から治療法選択までのフローチャート

AQP4=aquaporin-4, AZT=azathioprine, CIS=clinically isolated syndrome, CMS=conventional multiple sclerosis, CPA=cyclophosphamide, CS=corticosteroid, CSF=cerebrospinal fluid, EDSS=Expanded Disability Status Scale, IFNβ=interferon beta, MITX=mitoxantrone, MTX=methotrexate, NMO=neuromyelitis optica, OB=oligoclonal IgG bands, OSMS=opticospinal multiple sclerosis, PP=plasmapheresis, PPMS=primary progressive multiple sclerosis, RRMS=relapsing remitting multiple sclerosis, SPMS=secondary progressive multiple sclerosis.
[日本神経学会・日本神経免疫学会・日本神経治療学会（監修），「多発性硬化症治療ガイドライン」作成委員会（編）：多発性硬化症治療ガイドライン 2010，医学書院，東京，p. 11, 2010 より一部改変]

と IFNβ-1b（ベタフェロン®, 800万 IU 隔日皮下注射），そして 2011年11月から新たに加わった FTY720（ジレニア®もしくはイムセラ®, 0.5 mg/日）がある．IFNβ が無効または副作用で使用できない場合は，FTY720 を用いる．FTY720 が無効または副作用で使用できない場合は，アザチオプリン（イムラン®），シクロホスファミド（エンドキサン®），ミトキサントロン（ノバントロン®），メトトレキサート（メソトレキセート®）なども考慮するが，必ずしもエビデンスは十分でなく，安全性の問題

や保険適応外であるため,広く普及していない.進行型 MS については,エビデンスレベルの高い有効な治療法は確立されていない.また,抗 AQP4 抗体陽性例には,INFβ や FTY720 の新規投与は行わない.しかし,すでに使用している場合で,後に抗 AQP4 抗体が陽性であると判明した際には,臨床的に IFNβ の効果が認められている場合は中止する必要はない.

NMO の急性増悪期においても,MS と同様にステロイドパルス療法を行うが,NMO では血漿浄化療法の治療効果が優れるとする報告もあるため,無効例には速やかに血漿浄化療法を行う.再発予防目的に低用量 PSL 単独療法やアザチオプリンなどの免疫抑制薬との併用を継続する.NMO では,アザチオプリン無効例や頻回の再発を起こす場合は,リツキシマブ(リツキサン®)やミトキサントロン(ノバントロン®),免疫グロブリン大量静注療法を考慮する.MS で使用される IFNβ や FTY720 は,NMO 病態を悪化させる報告も一部にあるため,基本的には用いない.

2. 具体的処方例

① MS もしくは NMO の急性増悪に対して,以下の投与を行う.

> **例** ソル・メドロール® 500〜1000 mg を 200〜500 mL の輸液に溶解し,1〜3 時間かけて点滴静注,3〜5 日間

② MS の急性増悪に対するステロイドパルス療法の後療法として,以下の投与を行う.

> **例** プレドニン® 40〜60 mg(1 mg/kg/日)から投与開始し,2〜3 週で漸減中止

③ NMO の再発予防目的に,以下の投与を行う.

> **例** プレドニン® 40〜60 mg(1 mg/kg/日)から投与開始し,5〜10 mg/1〜2 週で漸減,プレドニン® 20 mg/日からはさらに徐々に漸減,維持量として 5〜15 mg/日

3. 投与期間と中止のタイミング

　MSもしくはNMOの急性増悪と診断した場合には，ステロイドパルス療法が選択される．投与方法や投与量，投与期間については一定の見解は得られていないが，ソル・メドロール®500～1000 mgを200～500 mLの輸液に溶解し，1～3時間かけて点滴静注，3～5日間連続投与する．初回のステロイドパルス療法で改善が乏しい場合にはもう1～2クール追加することもある．ステロイドパルス療法を2～3クール施行して改善がみられない場合には，血液浄化療法などを検討する．MSでは，通常ステロイドパルスの後療法として1 mg/kg/日程度のプレドニン®を経口投与し2～3週かけて漸減・中止する．NMOの再発予防に比較的大量のステロイドを要する症例や副作用が出現した際には，アザチオプリンなどの免疫抑制薬を併用し減量を図る．

4. 禁忌（注意事項）

　短期間のステロイド治療による副作用は軽症で大部分が可逆性である．しかし，投与が短期間であっても投与頻度が多い場合や長期間投与継続する場合は，不可逆性の重篤な副作用をきたすことがあるので，免疫抑制薬などを併用して投与量の減少を目指すことが望ましい．

ワンポイントアドバイス

MS, NMO にかかわらず急性増悪期の治療としてステロイドパルス療法が行われるが, 再発予防目的の治療方針は異なる. すなわち, MS にはステロイドを短期間投与するが, NMO には長期間継続して投与する. したがって,

① MS と NMO の鑑別に重要な抗 AQP4 抗体を測定することが望ましい.

② NMO の診断基準を満たさない場合であっても, MRI 上で LESCL や同時発症の両側性視神経炎, Sjögren 症候群などの膠原病を有する例は, NMO spectrum disorder として NMO と同様の治療を考慮する.

しかし, MS と NMO の鑑別が難しい症例も少なからずあるため, おのおのの治療効果を注意深く観察し, 治療方針を検討することが大事である.

文 献

1) Osoegawa M, Kira J, Fukazawa T, et al : Temporal changes and geographical differences in multiple sclerosis phenotypes in Japanese : nationwide survey results over 30 years. Mult Scler 15 : 159-173, 2009
2) Polman CH, Reingold SC, Banwell B, et al : Diagnostic criteria for multiple sclerosis : 2010 revisions to the McDonald criteria. Ann Neurol 69 : 292-302, 2011
3) Wingerchuk DM, Lennon VA, Pittock SJ, et al : Revised diagnostic criteria for neuromyelitis optica. Neurology 66 : 1485-1489, 2006
4) Kira J, Kanai T, Nishimura Y, et al : Western versus Asian types of multiple sclerosis : immunogenetically and clinically distinct disorders. Ann Neurol 40 : 569-574, 1996
5) Ciccone A, Beretta S, Brusaferri F, et al : Corticosteroids for the long-term treatment in multiple sclerosis. Cochrane Database Syst Rev 23 : CD006264, 2008

第2章
13 重症筋無力症

荒賀 茂

summary

- 全身型，抗体陽性重症筋無力症の治療の主体はステロイド治療である．
- ステロイド治療開始時の初期増悪に注意が必要である．
- 短期的な治療にはメチルプレドニゾロンによるパルス療法がある．
- ステロイドの副作用に対する定期的な検査が必要である．

A 疾患解説

1. 病態

重症筋無力症（MG）は，骨格筋アセチルコリン受容体に対する自己抗体により発症する自己免疫疾患である．有病率は人口10万人あたり，5.1人で，男女比は1：1.5である．発症年齢は二峰性のピークを持ち，女性では10歳以下と30歳代に，男性では10歳以下と50歳代にある．

2. 症状

臨床症状の特徴は筋肉の易疲労性，筋脱力であり，休息により改善する．症状は朝より夕方に強く出る傾向（日内変動）があり，日による変動（日差変動）もみられる．臨床症状から眼筋型と全身型に分けられる．眼症状はほぼ頻発で，眼瞼下垂，複視を訴える．全身型では眼症状に全身の筋肉の易疲労性が加わる．重症例では，嚥下困難，呼吸困難が加わる．臨床病型は長らくOssermann分類が用いられてきたが，最近ではMyasthenia Gravis Foundation of America（MGFA）の臨床分類（表

表1 MGの臨床分類（MGFA分類）

Class 0	症状なし.
Class I	眼筋の筋力低下. 閉眼力の低下があってもよい. その他の筋力は正常.
Class II	軽度の眼筋以外の筋力低下. 眼筋の筋力低下はあってもよく, その程度は問わない. 　IIa　主に四肢筋, 体幹筋, もしくは両者をおかす. 　　　それより軽い口咽頭筋の障害はあってもよい. 　IIb　主に口咽頭筋, 呼吸筋, もしくはその両者をおかす. 　　　それよりも軽度もしくは同程度の四肢, 体幹あるいは両者の障害はあってもよい.
Class III	眼筋以外の中等度の筋力低下. 眼筋の筋力低下はあってもよく, その程度は問わない. 　IIIa　主に四肢筋, 体幹筋, もしくはその両者をおかす. 　　　それより軽い口咽頭筋の障害はあってもよい. 　IIIb　主に口咽頭筋, 呼吸筋, もしくはその両者をおかす. 　　　それよりも軽度もしくは同程度の四肢, 体幹あるいは両者の障害はあってもよい.
Class IV	眼筋以外の筋の高度の筋力低下. 眼症状の程度は問わない. 　IVa　主に四肢筋, 体幹筋, もしくはその両者をおかす. 　　　それより軽い口咽頭筋の障害はあってもよい. 　IVb　主に口咽頭筋, 呼吸筋, もしくはその両者をおかす. 　　　それよりも軽度もしくは同程度の四肢, 体幹あるいは両者の障害はあってもよい.
Class V	気管内挿管された状態. 人工呼吸器の有無は問わない. 通常の術後管理下における挿管はのぞく. 挿管がなく経管栄養のみの場合はIVbとする.

1) が用いられている. ステロイド治療の対象となるのは, 全身型のMGである.

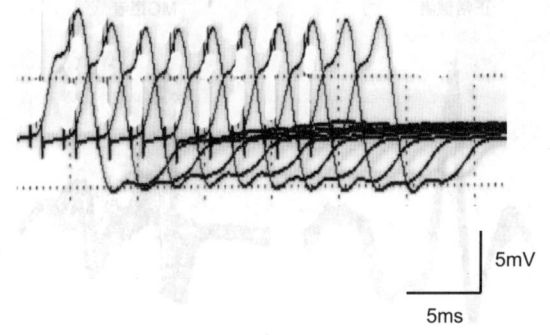

図1 MG患者での反復刺激試験（Harvey-Masland試験）
3 Hz刺激で10%以上の減衰がみられる．

3. 診断

自覚症状および理学的所見からMGを疑った時，以下の手順に従い検査を進め，最終的に診断が確定する．診断には技術的な難易度もあり，神経内科専門医による診断確定が必要である．

① エドロホニウム（アンチレクス®）試験．抗コリンエステラーゼ薬である塩化エドロホニウム（アンチレクス®）10 mgを静注し，臨床症状の改善を確認する．方法はまず2 mgを15～30秒かけて静注し，45秒後に反応を確認した後，必要があれば残りを静注する．眼瞼下垂などの症状の改善がみられたら陽性と判断する．作用時間は短いが，ムスカリン様副作用（発汗，唾液分泌過多，流涙，腹痛，下痢，徐脈，低血圧）が強く出た場合は，硫酸アトロピンの筋注もしくは静注を行う．

② Harvey-Masland（ハーベイ・マスランド）試験．症状のある筋（眼輪筋など）の支配神経（顔面神経など）を刺激して，誘発筋電図を記録する．低頻度刺激で−10%以上の減衰（waning現象）がみられる（図1）．感度の良い検出方法としては単一筋線維筋電図（single fiber EMG）がある．筋接合部の伝導障害を反映してjitterは延長し，またblock現象がみられる（図2）．

③ 血清抗アセチルコリン受容体抗体の確認．抗体陽性率は全身型では80%台で，その診断的価値は高い．しかし眼筋タイプでは50%と低く，陰性であってもMGを否定することはでき

正常健者　　　　　　　　　MG患者

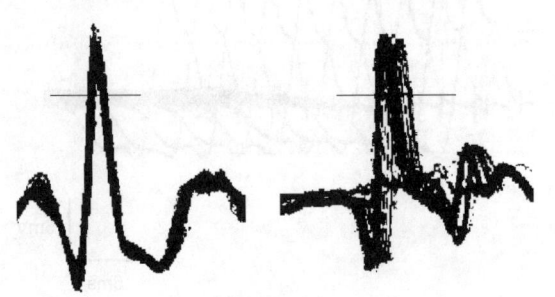

図2　単一筋線維筋電図 (single fiber EMG)
MG 患者での mean value of consecutive difference (MCD) の延長がみられる (正常<23 msec).

ない．この抗体陰性の MG 患者で muscle specific receptor tyrosine kinase (MuSK) に対する自己抗体が発見された．アセチルコリンレセプター抗体陰性の全身型症例で，特に喉咽頭障害の強い症例では，MuSK 抗体を測定する必要がある．MuSK 抗体陽性患者の場合も，全身型 MG と同じくステロイド治療が有効である．

④胸腺腫の有無．MG では胸腺腫の合併が多くみられ，全身 CT 検査による精査が必要である（**図3**）．

合併頻度の高い甲状腺疾患，関節リウマチなども精査する必要がある．

B　ステロイド使用の実際

1. MG 治療の原則

①腺腫合併例ではまず，胸腺摘出が最優先される．非胸腺腫合併 MG 患者の場合は，従来胸腺摘出を積極的に勧めてきた．しかし胸腺摘除は絶対的な治療ではなく，臨床的オプションとして推奨されている．

②眼筋タイプではまず抗コリンエステラーゼ阻害薬（臭化ピリドスチグミン：メスチノン®，臭化ジスチグミン：ウブレチド®，塩化アンベノニウム：マイテラーゼ®）を使用する．抗コリンエ

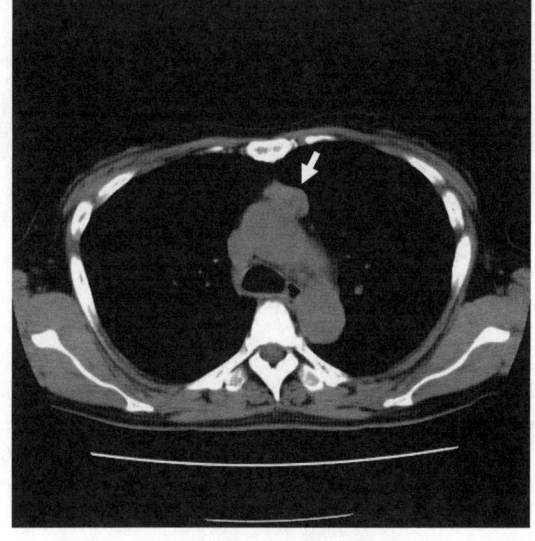

図3 MG患者での胸部CT
胸骨下に胸腺腫（↓）がみられる．

ステラーゼ阻害薬は，症状の改善効果があるが，根本的な治療ではない．つまりMGの原因はアセチルコリン受容体に対する自己抗体であり，この自己抗体を取り除く，もしくはその産生を抑えることがその根本治療である[1]．

2. ステロイド内服療法

副腎への負担を少なくする意味において，朝1回投与が行われる．使用するステロイドのタイプは，プレドニゾロンである．内服にあたっては胃潰瘍予防のため，必ずH_2ブロッカーなどの抗潰瘍剤を併用する．

投与方法は図4に示すように初期増悪に気をつけて，少量（5〜10 mg）より始め，徐々に増量して，最終目標値として体重あたりプレドニゾロン1 mg/kgの連日投与もしくは2 mg/kgの隔日投与とする．連日投与と隔日投与のどちらが優れているかといったデータはない．隔日投与は副作用の軽減と副腎機能の維持が主目的であるが，実際非服用日での症状悪化がみられ

図4 アセチルコリンレセプター抗体陽性,全身型MG での一般的治療経過

1. 初期量は20 mg/日. 初期増悪に注意する.
2. peak doseは1 mg/kg/日(60 mg)か2 mg/kg/隔日(100 mg)投与.
3. 減量は5 mg/週を目安とする.
4. 外来の通院の目標値は20〜30 mg/日である.
5. 外来通院での減量の目標は5 mg/1〜2ヵ月である.

るため,著者らは連日投与を行っている.いずれの投与方法でも副作用を気にするあまり十分なステロイド投与をしないことが,MGの寛解導入の失敗となる.減量方法についてもエビデンスがあるわけではないが,1〜2週間に5 mg程度の減量が望ましく,20〜30 mgまで減量に成功した場合は,それ以降はさらにゆっくりとした減量ペースが推奨される.

3. ステロイドパルス療法に関して

MG症状の増悪時にステロイドのパルス療法が有効である.これはメチルプレドニゾロン1000 mgを生食500 mLに溶解し,2時間程度かけて,ゆっくりと点滴をするもので,3日間連続を1クールとする.症状に合わせて追加点滴を行う[2].

4. 副作用

① MGでのステロイド治療は多量かつ長期投与が行われるために副作用については十分留意する必要がある.ステロイド治療での初期増悪はMGに特有な副作用であるが,それ以外はすべてステロイド治療全般に通じるものであり,定期的な検査を含め全身管理が必要となる.副作用として列挙すると易感染性,消化性潰瘍,糖尿病,高血圧症,高脂血症,骨粗鬆症,大腿骨頭壊死,精神症状,白内障,緑内障などがある[3,4].まれにステロイドによる筋崩壊が原因のステロイドミオパチーがみられ,MG症状の悪化との鑑別に難渋する.この場合ステロイド減量で症状の改善がみられれば,ステロイドミオパチーと診断される.

②妊婦におけるステロイド治療に関しては，催奇形性がないと判断されるので，有益性が認められる場合は，投与すべきである[5]．

③最近高齢発症のMGの増加が報告されている．先に挙げた副作用は高齢発症MG患者の生命予後に大きく影響する．基本的にMG自体の生命予後はよいことを考えると，高齢者におけるステロイド治療はより慎重なる対応が求められる．

> **ワンポイントアドバイス**
> ステロイド治療開始時の初期増悪に注意し，投与量は十分に，減量は慎重にするのがよりよい寛解導入への道筋である．またステロイドの副作用に対する定期的な検査も忘れてはいけない．

文献

1) Mann JD, Johns TR, Campa JF：Long-term administration of corticosteroids in myasthenia gravis. Neurology 26：729-740, 1976
2) Lindberg C, Anderson O, Lefvert AK：Treatment of myasthenia gravis with methyprednisolone pulse：a double blind study. Acta Neurol Scand 97：370-373, 1998
3) Sghirlanzoni A, peluchetti D, Mantegazza, et al：Myasthenia gravis：prolonged treatment with steroids. Neurology 34：170-174, 1984
4) Pascuzzi RM, Coslett HB, Johns TR：Long-term corticosteroid treatment of myasthenia gravis：report of 116 patients. Ann Neurology 15：291-298, 1984
5) 松井 真，黒田康夫：重症筋無力症の妊娠・出産について．神経治療 14：143-148, 1997

第2章 14

Guillain-Barré症候群, 慢性炎症性脱髄性多発ニューロパチー

小鷹昌明, 結城伸泰

summary

- Guillain-Barré症候群（GBS）と慢性炎症性脱髄性多発ニューロパチー（CIDP）は，四肢筋力低下と腱反射消失を主徴とする自己免疫性末梢神経疾患であるが，発症様式が異なる．
- GBSの治療は免疫グロブリン大量静注療法（IVIG）とメチルプレドニゾロンの併用療法を行う．
- CIDPでは，IVIGに奏効して自己免疫疾患である根拠を得た時点で，寛解を維持するためにプレドニゾロンを追加する．

A 疾患解説

1. ギラン・バレー症候群 (Guillain-Barré syndrome：GBS)

a. 病態

GBSは，急速に発症する四肢筋力低下と腱反射消失・低下を主徴とする自己免疫性末梢神経疾患である．末梢神経の髄鞘が一次的に傷害される acute inflammatory demyelinating polyneuropathy（AIDP）と軸索が一次的に傷害される acute motor axonal neuropathy（AMAN）とに大別される．わが国では，AMANが半数を占める．各種ウイルスや細菌による感染が引き金となり（*Campylobacter jejuni* が3割を占めてもっとも多い），自己免疫的機序を介して発症する．

AIDPの発症機序は明らかにされていないが，AMANの急性期血中には，ガングリオシド（GM1やGD1a）に対するIgG抗体が検出される．GBSから分離された *C. jejuni* の菌体外膜の構成成分であるリポオリゴ糖とGM1, GD1aの糖鎖構造とが

一致し,「分子相同性」の存在が明らかにされている. *C. jejuni* 腸炎後 AMAN の発症機序は, ① GM1, GD1a 様リポオリゴ糖を有する *C. jejuni* に感染し, 免疫寛容の破綻をきたした患者で IgG 抗 GM1, 抗 GD1a 抗体などの抗ガングリオシド抗体が誘導され, 血液-神経関門の脆弱な脊髄前根で神経軸索膜上のガングリオシドに結合する, ② 結合抗体により活性化された補体が Ranvier（ランビエ）絞輪に沈着して軸索膜を傷害し, 電位依存性ナトリウムチャネルが消退し axo-glial junction が離開し, 電気伝導が障害されて運動麻痺に至る, と推測されている[1].

b. 症状

初発症状として四肢筋力低下に加えて, 手袋と靴下を履いた部分（手袋・靴下型）のしびれや痛みを伴うことがあるが, 筋肉痛や関節痛, 腰痛などのこともある. これらの異常感覚は筋力低下の1～2日前に出現することが多い.

筋力低下は, 多くが下肢から始まり上肢へと向かう. ただし, 片側の手足が動かなくなる脳卒中と違い, 左右対称性であることが多い. 腱反射は低下, 消失するが, 診断基準上 GBS とはいえない腱反射の保たれる広義の GBS も存在する. 7割以上で軽度の手袋・靴下型の感覚障害を, 半数で顔面筋の筋力低下を呈し, 外眼筋麻痺や球麻痺, 頻脈やその他の不整脈, 血圧の変動, 起立性低血圧などの自律神経異常を伴うこともある.

多くは2週以内に極期に達し, 徐々に回復するが, 時に数時間の経過で下肢麻痺が四肢麻痺, 呼吸筋麻痺に進行することがある. 口咽頭筋や舌の筋力低下による嚥下困難や発語困難, 呼吸筋麻痺により, 3割の患者が症状進行のピーク時に呼吸不全を呈する.

c. 診断

四肢の筋力低下が急速に進行している場合, GBS を強く疑う. 発症1, 2週前の上気道炎や下痢症状が存在し, 腱反射が低下・消失していれば, ほぼ診断できる. 下痢を前駆症状として, 顔面神経麻痺を呈さず, 感覚障害がないか, あっても異常感覚のみの例は, *C. jejuni* 腸炎後 AMAN である. 四肢遠位優位の筋力低下を呈し, より重症で後遺症を残しやすい. 腱反射が保たれる広義の GBS は, AMAN である. 若年女性で, 顔面神経麻痺, 手袋・靴下型の他覚的感覚障害を呈する例はサイトメガロウイルス感染後の AIDP であることが多い.

検査所見として, 脳脊髄液の蛋白細胞解離（細胞数は正常であるにもかかわらず蛋白は上昇すること）は, 発症1週以内で

は4割でしかみられない．診断を支持する所見ではあるが，第2週，第3週でも7割にとどまる．運動神経伝導検査で，遠位潜時が延長して遠位部刺激複合筋活動電位の時間的分散がみられればAIDP，複合筋活動電位の振幅が低下していればAMANと病型を分けることができる．遠位潜時が延長している症例では，発症2週を経過した時点で潜時が正常化し，複合筋活動電位振幅が低下し，AMANと電気診断できることもある．抗ガングリオシド抗体の検索が，診断にはきわめて有用で，AMANでは特に抗GM1，抗GM1b，抗GD1a，抗GalNAc-GD1a抗体の陽性判定が診断を強く支持する．

著者らの研究によると，患者の訪れる初診科は内科に続いて整形外科と脳神経外科が多く，42％はGBSまたはその疑いと診断されるが，頸椎症(10％)，末梢神経障害(6％)，脳梗塞(6％)，周期性四肢麻痺(2％)，脚気ニューロパチー，脊髄炎などと診断されることもある[2]．感覚障害が髄節を有したり，括約筋障害が存在したりした場合には脊髄障害を，多発単ニューロパチーを呈する場合は結節性多発動脈炎などの血管炎をきたす疾患を考える．また，重症筋無力症の急性増悪も，鑑別疾患として重要である．

2. 慢性炎症性脱髄性多発ニューロパチー (chronic inflammatory demyelinating polyneuropathy：CIDP)

a. 病態

CIDPは，筋力低下や異常感覚で発症して他覚的感覚障害が加わり，症状がピークに達するまでに2ヵ月以上を要する自己免疫性多発ニューロパチーである．末梢神経に散在性あるいはびまん性に脱髄が生じ，左右対称性の筋力低下や感覚障害を呈する．腱反射は低下あるいは消失する．

神経障害の分布や経過，治療への反応性が均一でないことから，不均一な病因を包括した症候群とみなされている．再発・寛解を繰り返す型では，単純血漿交換療法（PE）を数回施行して筋力が1週以内に改善し，終了後3週以上経過した時点で再燃する例が多く，IgGクラスの自己抗体が発症・進展に主な役割を担っていると考えられるが，その標的分子はいまだ同定されていない．

b. 症状

単相性の経過をとる例が2割，再発・寛解を繰り返す例が4

割強，年単位で緩徐に進行する例が4割弱を占める．GBSと異なり発症日は明らかでなく，感染症状はほとんど先行しない．

初発症状は四肢の脱力としびれ感が多く，経過中，四肢筋力低下はほとんどの例でみられるが，感覚障害のみのこともまれにある．著しい深部感覚障害のために失調性歩行を呈することもある．障害は通常左右対称であるが，病初期にはそうでないこともある．受診時には近位筋と遠位筋の筋力低下に優位差がないことが多い．GBSと異なり，脳神経麻痺，呼吸筋麻痺，自律神経障害をきたすことはほとんどない．

c．診断

CIDPは，典型的CIDPと非典型的CIDPとに分割されている．非典型的CIDPには，亜型として位置づけられている疾患単位を包括しているため，これらの病型に関しても治療の対象となり得ることに留意する．著者の概説した診断基準を参考にされたい[3]．

2ヵ月以上にわたって慢性あるいは再発性に進行する四肢筋力低下あるいは異常感覚を認め，腱反射低下・消失や表在・深部感覚障害を呈する対称性（または，時に非対称性）の多発根ニューロパチーのすべての患者において本症を疑う．

末梢神経伝導検査は診断に必須であり，熟達した専門医と相談して検査を進める．四肢の脱髄所見を呈する多巣性伝導異常を確認する．診断を支持する所見として，① 髄液蛋白細胞解離，② MRIにおける馬尾神経，腰・仙髄または頸髄神経根あるいは腕神経叢・腰・仙椎神経叢のガドリニウム造影および神経肥厚，③ 免疫療法後の客観的な臨床的改善，④ 神経生検における電子顕微鏡あるいはときほぐし線維にて，明らかな脱髄または再髄鞘化の所見，が挙げられる．最終的に診断に苦慮する場合は神経生検にて脱髄を確認し，血管炎などを除外する．

B　ステロイド使用の実際

1．ギラン・バレー症候群（Guillain-Barré syndrome：GBS）

a．薬の選択

軽症であっても進行中の患者に関しては，神経内科医が常勤している医療機関に移送する．呼吸筋麻痺や球麻痺，自律神経障害（重度不整脈や血圧の変動など）がみられるような重症例

では集中治療室において管理することが望ましい．治療は，重症化防止，罹病期間短縮，合併症や後遺症軽減を目的とし，以下に集約される．

① 単純血漿交換療法（plasma exchange：PE）は歩行可能な軽症例から重症例までに対して，免疫グロブリン大量静注療法（intravenous immunoglobulin：IVIG）は歩行不能な重症例に対して有効である．

② AIDP と AMAN とにかかわらず，GBS 全体において，IVIG は PE と同等かそれ以上の有効性が示されているので，高価ではあるが簡便性を考慮すると，IVIG が第一選択である．IVIG を発症から 2 週以内のなるべく早期に行う．PE と IVIG は併用しない．

③ GBS 全体では，IVIG 単独よりもメチルプレドニゾロン（mPSL）を併用したほうが，自力歩行となるまでの期間の短縮傾向がみられる．さらに，AMAN では，PE よりも IVIG が，IVIG 単独よりも IVIG と mPSL との併用療法が，より有効とされている．

④ 腎障害や脳・心臓血管障害などの血栓・塞栓症の危険性の高い患者では，危険の程度により IVIG を慎重に投与するか，PE を選択する．二重膜濾過血漿交換療法や免疫吸着療法は選択しない．

⑤ わが国での IVIG は，「急性増悪期で歩行困難な重症例」に限って健康保険の適応を受けているが，早期回復のために軽症例でも行うこともある．

⑥ IVIG の再投与については，健康保険上「筋力低下の改善が認められた後，再燃することがあるので，その場合には本剤の再投与を含め，適切な処置を考慮する」とあるため，効果の乏しい例あるいは症状の変動する例では，血液粘度の上昇による血栓症に留意し，初回治療を終えてから 1 週以上空けて再投与する．

⑦ **表1** に各治療に対して慎重を期する病態と，治療前に検査しておいたほうがよい項目を示す．

b．具体的処方例（IVIG と mPSL 併用療法）

① ソル・メドロール®注　1回 500 mg　1日1回　点滴静注 5日間（保険適応外）

生理食塩水 200 mL に加えて，免疫グロブリンの開始前に 2 時間かけて点滴する．

② 献血ベニロン®-I　1回 0.4 g/kg　1日1回　点滴静注　5

表1 各治療の慎重を期する病態と治療前に行う検査

	免疫グロブリン大量静注療法	免疫グロブリン大量静注療法とメチルプレドニゾロンとの併用療法	単純血漿交換療法
慎重を期する病態	IgA 欠損症 腎障害 脳・心臓血管障害またはその既往 血栓・塞栓症の危険性 溶血性貧血 免疫不全 心不全	重症感染症 管理不良の糖尿病 活動性の胃潰瘍 緑内障 B 型肝炎ウイルスキャリア	重篤な心疾患 低蛋白血症 出血傾向 感染症 体外循環不能 　血圧不安定 　不整脈 　血管確保不能 40 kg 以下の低体重
共通して行う検査	尿検査（尿一般，沈渣，蛋白定量） 末梢血液検査 一般生化学検査 電解質 血沈，CRP 便潜血 心電図 胸部 X 線		
必ず行う検査	血清 IgG, IgM, IgA	空腹時血糖 HbA1c 肝炎の血清検査	血液凝固・線溶系 出血時間，凝固時間 PT, APTT, フィブリノーゲン 血清総蛋白，アルブミン
必要に応じて行う検査	クレアチニンクリアランス 糸球体濾過量 心臓・頸動脈超音波検査 脳 MRI, MRA Coombs 試験	経口ブドウ糖負荷試験 眼圧測定 消化器内視鏡検査	心臓超音波検査 Holter 心電図

第2章 ステロイドの使い方

日間

初日の投与開始から30分間は0.01 mL/kg/分で投与し，副作用などの異常所見が認められなければ0.06 mL/kg/分まで徐々に投与速度を上げる．高齢，腎障害，血栓・塞栓症の危険性の高い患者には，2倍以上の時間をかけて慎重に投与する．ショック，無菌性髄膜炎，急性腎不全，血栓・塞栓，肝機能障害，湿疹などの副作用に留意する．

c．注意事項

ステロイドの単独投与による有効性は否定されているため，パルス療法も含めて単独では使用しない[4]．重症感染症や管理不良の糖尿病，活動性の消化性潰瘍，重篤な骨粗鬆症，緑内障，B型肝炎ウイルスキャリアなど，mPSLが投与できない場合にはIVIGの単独療法を行う．劇症例でIVIGとmPSLの併用療法が奏効していないように思えたとしても，施行していなかったらさらに重症・遷延化していたに違いないと考えて，PEには切り換えない．重症例に対しては，IVIGを再度行う．

GBSと診断したとしても，4週以降も症状が進行したり，単相性の経過をとらなかったりした場合には，慢性炎症性脱髄性多発ニューロパチー（CIDP）を念頭に置く．診断を再考されないと，治療後機能予後不良なGBSとして放置され治療の機会を逸することがあるため，留意する必要がある．

> **ワンポイントアドバイス**
> 急性に発症進行する四肢筋力低下，腱反射低下・消失をみた場合にはGBSを疑う．診断には，先行感染症状の有無を尋ねることと抗ガングリオシド抗体検索とが有用である．治療はIVIGとmPSLの併用療法を行う．

2. 慢性炎症性脱髄性多発ニューロパチー（chronic inflammatory demyelinating polyneuropathy：CIDP）

a．薬の選択

有効性が確立されている治療は，ステロイド[5]，PE，IVIGであるが，第一選択は，簡便性と即効性の点からIVIGである．高齢，腎障害，血栓・塞栓症の危険性の高い患者には，慎重に投

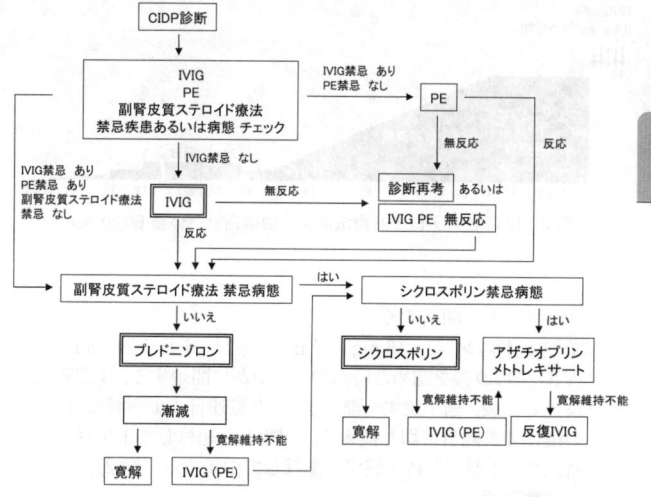

```
                    ┌─────────────┐
                    │  CIDP診断   │
                    └──────┬──────┘
                           ↓
                  ┌─────────────────┐
                  │      IVIG       │          IVIG禁忌 あり
                  │      PE         │          PE禁忌 なし     ┌────┐
                  │ 副腎皮質ステロイド療法 ├──────────────────→│ PE │
                  │ 禁忌疾患あるいは病態 チェック│                   └──┬─┘
                  └────────┬────────┘                         無反応↓  ↑反応
  IVIG禁忌 あり      禁忌病態 なし↓                                    │
  PE禁忌 あり        ┌──────┐     無反応    ┌──────────────┐         │
  副腎皮質ステロイド療法 │ IVIG │────────────→│ 診断再考     │あるいは  │
  禁忌 なし          └───┬──┘              │ IVIG PE 無反応 │         │
                    反応↓                  └──────────────┘         │
       ┌──────────────────────┐  はい   ┌─────────────────┐
    ┌─→│ 副腎皮質ステロイド療法 禁忌病態 ├────────→│ シクロスポリン禁忌病態 │
    │  └──────────┬───────────┘        └────┬──────────┬─┘
    │          いいえ↓                  いいえ↓       はい↓
    │        ┌──────────┐              ┌────────────┐ ┌──────────────┐
    │        │プレドニゾロン │              │シクロスポリン│ │アザチオプリン  │
    │        └─────┬────┘              └─────┬──────┘ │メトトレキサート│
    │           ↓                            │        └──────┬───────┘
    │        ┌──────┐                        │寛解維持不能     │寛解維持不能
    │        │ 漸減 │                        ↓                ↓
    │        └───┬──┘   ↓寛解維持不能  ┌─────┬──────────┐ ┌──────────┐
    │        ┌──────┐ ┌──────────┐   │寛解 │IVIG (PE)  │ │ 反復IVIG │
    │        │ 寛解 │ │IVIG (PE) │   └─────┴──────────┘ └──────────┘
    │        └──────┘ └──────────┘
```

図1　CIDP の治療アルゴリズム
IVIG＝免疫グロブリン大量静注療法　PE＝単純血漿交換療法

与するか，PE を選択する．しかしながら，この治療だけでは免疫応答を終息させることができず，3週以上経った時点で再燃することが多い．IVIG に奏効して自己免疫疾患である根拠を得た時点で，寛解を維持するためにステロイドを速やかに追加する（図1）．

b．具体的処方例（IVIG に続くステロイド療法）

①献血グロベニン®-I　1回 0.4 g/kg　1日1回　点滴静注 5日間

初日の投与開始から1時間は 0.01 mL/kg/分で投与し，副作用などの異常所見が認められなければ 0.03 mL/kg/分まで徐々に投与速度を上げてよい．

奏効する症例の多くは治療開始後数日で，遅くとも治療終了後2週以内に明らかな筋力の改善がみられる（まれに1ヵ月程度を要する例もあるが，後療法としてのステロイドの効果が発現しているのか，正確に判断できない場合もある）．IVIG に反応しない症例では診断を再考する必要はあるが，まれに反応の乏しい例も実在する．そうした例では，IVIG の追加投与は行わ

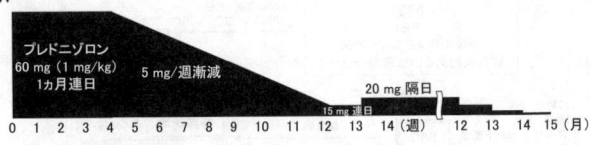

図2 IVIGとステロイド療法による治療指針（体重60kg例）

ずステロイドを開始する．

②プレドニン®錠（5mg）1mg/kg/日　1日1回　朝

IVIG後に改善を認めた時点で，速やかに開始する．4週間連日投与した後，週1錠ずつ漸減する．3錠連日まで漸減したら，その後は4錠隔日に切り換える．開始から起算して1年経過した時点で，4週ごとに1錠ずつ漸減して中止する（図2）．

c．注意事項

ステロイド療法に反応しない症例が大体3分の1を占め，効果がみられても減量時に再燃する例がある．そうした例では，「十分量のステロイドを用いたかどうか」という議論は常にあるが，漫然と続けるよりは漸減中止し，速やかにIVIGを再開したうえで保険適応外であるが，次の選択薬として認知されつつあるシクロスポリン（ネオーラル® 3mg/kg/日　分2　朝・夕）に切り換える．シクロスポリンの作用発現までには時間を要すると考え，再燃時にはIVIGを1〜2回追加する．

シクロスポリンの血中トラフ値を100〜150ng/mLに維持する．内服後1週経過した時点でトラフ値を測定し，必要に応じて4mg/kg/日，5mg/kg/日と増量を図る．効果発現までには最低2ヵ月以上を要することを念頭に置き，6ヵ月間は続ける．その間に再燃したらIVIGを追加し，トラフ値を150〜200ng/mLに設定する．ただし，5mg/kg/日を超えないようにする．寛解を1年維持できた症例では，その後6ヵ月ごとに20%ずつ減量する．再燃がみられても，寛解期間が延長すれば有効と判断して最低1年は継続する．

シクロスポリンのもっとも注意すべき副作用は，腎障害である．血清クレアチニン値が治療前に比べて30%上昇した場合はいったん減量し，上昇が持続する場合には中止する．

ワンポイントアドバイス

2ヵ月以上にわたる再発・寛解,あるいは進行性の経過をとる四肢のしびれ感と筋力低下,腱反射消失を認める多発根神経症のすべてで本症を疑う. IVIG に奏効して自己免疫疾患である根拠を得た時点で,寛解を維持するためにステロイドを追加する.

文献

1) Yuki N: Human gangliosides and bacterial lipo-oligosaccharides in the development of autoimmune neuropathies. Methods Mol Biol 600: 51-65, 2010
2) 木元一仁,西本幸弘,小鷹昌明,他: Guillain-Barré 症候群と Fisher 症候群の初診から治療までの経緯. 臨床神経 44: 630-632, 2004
3) 小鷹昌明: 慢性炎症性脱髄性多発ニューロパチーの新しい診断基準: ヨーロッパ連合神経学会・末梢神経学会共同作業部会報告からの新ガイドライン (改訂版). 神経内科 73: 202-207, 2010
4) Hughes RAC, Swan AV, van Doorn PA: Corticosteroids for Guillain-Barré syndrome. Cochrane Database Syst Rev: CD001446, 2010
5) Mehndiratta MM, Hughes RAC: Corticosteroids for chronic inflammatory demyelinating polyradiculoneuropathy. Cochrane Database Syst Rev: CD002062, 2008

第2章
15 アトピー性皮膚炎

片山一朗

summary

- 症状に応じたランクを選択し，十分な量を外用する．
- 部位，年齢，季節，副作用を考慮した使用法を心がける．
- 弱いランクでも漫然とした使用は避け，漸減時期と中止時期を考えながら使用する．
- 診察をしない処方は絶対に避け，改善のみられない時はその理由を考える．
- 希釈した軟膏でもステロイドの薬効は変わらない．内服ステロイドはなるべく使用しない．

A 疾患解説

1. 病態

アトピー性皮膚炎（atopic dermatitis：AD）を近年その病因論から，アレルギー性と非アレルギー性の異なる機序により発症する症候群としてとらえようとする考え方が提示されている（**図1**）[1]．前者はいわゆる獲得型免疫がその主役をなすと考えられ extrinsic AD とも呼ばれている．後者は自然免疫システムの変調やストレスなどの神経・精神因子，皮膚のバリア機能の異常など本来生体が持つ恒常性の破綻が大きく関与していると考えられ，intrinsic AD とも呼ばれる．AD 患者での皮膚のバリア機能異常は従来角層間脂質であるセラミドやコレステロールの量的な低下や質的な異常が主体をなし，アレルゲンなどの蛋白抗原や皮膚刺激物質の経皮的な侵入性が亢進することで，皮膚の免疫学的な応答が誘導され，両者が相まって難治性の皮膚炎を形成していくと理解されてきた．2006年にバリア障害の病因としてフィラグリン遺伝子の異常が皮膚炎発症に関与する

アトピー性皮膚炎(AD)の病因論的分類

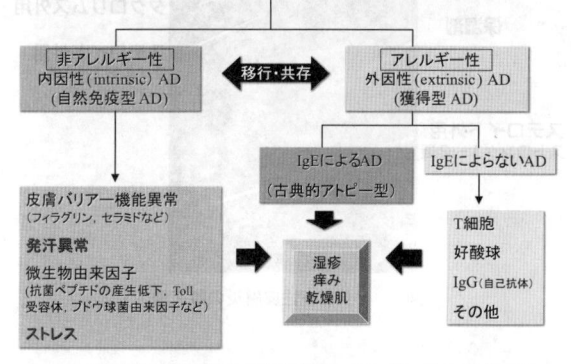

```
                非アレルギー性  ←移行・共存→  アレルギー性
               内因性(intrinsic) AD           外因性(extrinsic) AD
               (自然免疫型 AD)                 (獲得型 AD)
                                          ↓              ↓
                                    IgEによるAD      IgEによらないAD
                                   (古典的アトピー型)
       ↓                                    ↓                    ↓
  皮膚バリアー機能異常                      湿疹              T細胞
  (フィラグリン,セラミドなど)                痒み              好酸球
  発汗異常                                 乾燥肌             IgG(自己抗体)
  微生物由来因子                                              その他
  (抗菌ペプチドの産生低下、Toll
  受容体,ブドウ球菌由来因子など)
  ストレス
```

図1 アトピー性皮膚炎の病型分類：アトピー性皮膚炎症候群 (atopic dermatitis syndrome)

(Johansson SGO, Hourihane JO, Bousquet J, et al：A revised nomenclature for allergy. Allergy 56：813-824, 2001 より引用,著者により改変)

可能性が報告され,注目されている[2].最近角化関連分子であるロリクリン,インボルクリンやフィラグリンの発現にSTAT6が関与するという興味深い報告がなされた.アレルギー的な病因論として TSLP (thymic stromal lymphopoietin) と呼ばれる新規サイトカインが AD 病変部や気道上皮にも強く発現がみられ,新しい治療の標的分子として注目されている.

2. 症状

乳児では2ヵ月,それ以降の患者では6ヵ月以上湿疹性の病変が反復してみられることが診断上参考となる.黄褐色のかさぶたをつける紅色の小丘疹,紅斑がみられる.体幹の皮膚は一般的に乾燥傾向が強く,粗造で,鮫肌ないし鳥肌と呼ばれる毛孔性の丘疹性の変化を伴うことが多い.小児期では乾燥し,少し皮膚が肥厚した湿疹病変が頸部,肘,膝などの間擦部に左右対称性にみられる (図2).鑑別診断として重要なものとしては乳児脂漏性湿疹,接触皮膚炎,疥癬,汗疹,魚鱗癬,痒疹,とびひ (伝染性膿痂疹) などが挙げられる.

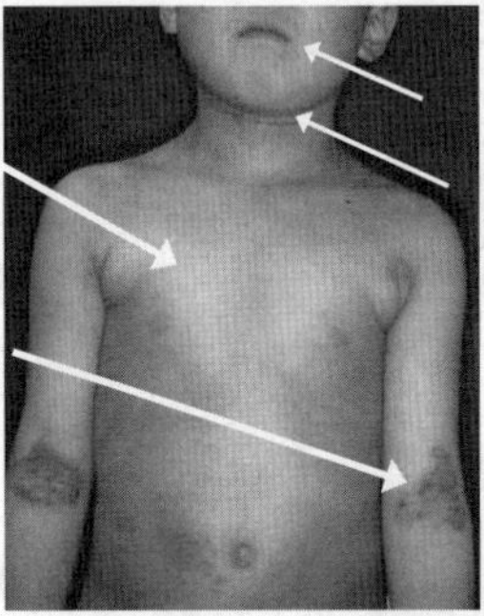

図2 アトピー性皮膚炎の臨床像

(画像内ラベル: タクロリムス外用／ステロイド外用 マイルド1〜2週／保湿剤／ステロイド外用 ストロング1〜2週)

3. 診断

日常診療でのADの診断は日本皮膚科学会による診断基準が参考となる[3]．ADの診断は皮膚症状を正確に診断することにつきるが，アレルギー疾患の家族歴やIgEの上昇などの臨床検査所見も考慮する必要がある．Th2ケモカインであるTARCもAD病変部で強く発現するだけでなく，患者血清においてもAD特異的に上昇しており，かつ，治療により短期間に正常化することより，ADの病勢マーカーとして有用であることが示唆され，わが国でも保険適応になった．

B ステロイド使用の実際

1. ステロイド外用剤の選択

ステロイド軟膏はその強さによりウィークからストロンゲストまでの5段階に分類されている．ADに対しては厚生科学研究班より治療ガイドラインが示され，皮膚症状の重症度に応じて適切なランクのステロイドを使用する(**図3**)[4]．軟膏，クリーム，ローション剤は季節，部位，患者の好みにより選択する．

2. ステロイド外用剤の処方例

以下の病変にはベリーストロング以上のステロイドを使用する．1日2回（朝，夕：入浴後）使用する．皮疹の面積にも左右

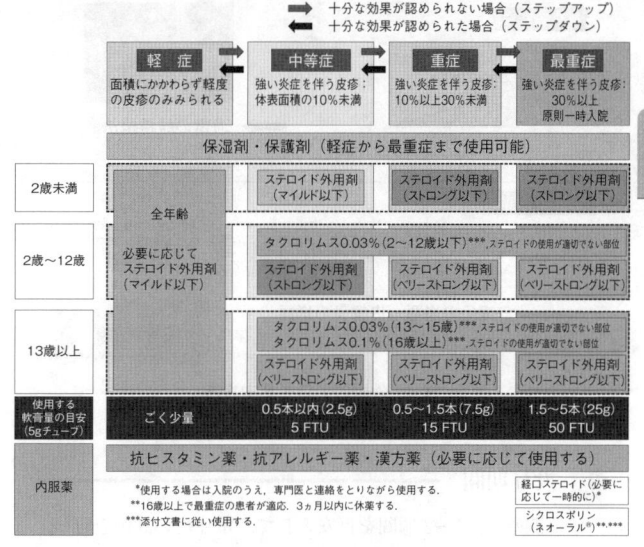

```
                                    ━━▶ 十分な効果が認められない場合（ステップアップ）
                                    ◀━━ 十分な効果が認められた場合（ステップダウン）
```

	軽症	中等症	重症	最重症
	面積にかかわらず軽度の皮疹のみみられる	強い炎症を伴う皮疹：体表面積の10%未満	強い炎症を伴う皮疹：10%以上30%未満	強い炎症を伴う皮疹：30%以上 原則一時入院
	保湿剤・保護剤（軽症から最重症まで使用可能）			
2歳未満	全年齢 必要に応じて ステロイド外用剤 （マイルド以下）	ステロイド外用剤（マイルド以下）	ステロイド外用剤（ストロング以下）	ステロイド外用剤（ストロング以下）
2歳〜12歳		タクロリムス0.03%（2〜12歳以下）***,ステロイドの使用が適切でない部位		
		ステロイド外用剤（ストロング以下）	ステロイド外用剤（ベリーストロング以下）	ステロイド外用剤（ベリーストロング以下）
13歳以上		タクロリムス0.03%（13〜15歳）***,ステロイドの使用が適切でない部位 タクロリムス0.1%（16歳以上）***,ステロイドの使用が適切でない部位		
		ステロイド外用剤（ベリーストロング以下）	ステロイド外用剤（ベリーストロング以下）	ステロイド外用剤（ベリーストロング以下）
使用する軟膏量の目安（5gチューブ）	ごく少量	0.5本以内（2.5g） 5 FTU	0.5〜1.5本（7.5g） 15 FTU	1.5〜5本（25g） 50 FTU
内服薬	抗ヒスタミン薬・抗アレルギー薬・漢方薬（必要に応じて使用する）			

*使用する場合は入院のうえ、専門医と連絡をとりながら使用する．
**16歳以上で最重症の患者が適応．3ヵ月以内に休薬する．
***添付文書に従い使用する．

経ロステロイド（必要に応じて一時的に）*
シクロスポリン（ネオーラル®）**,***

図3　薬物療法の基本例
（日本アレルギー学会・アトピー性皮膚炎ガイドライン専門部会：アトピー性皮膚炎診療ガイドライン2012, 協和企画, 東京, p.64, 2012より改変）

されるが1日5gないし10g程度の初期外用量から開始し，症状の改善度を評価して漸減していく．

① 急性，進行性の炎症性病変がみられる時
② 痒疹，苔癬化病巣などの難治性病変
③ ステロイド外用剤の中止による急性増悪時
　（不適切な使用患者でみられることもある）

> **例** アンテベート®軟膏　30g

顔面，頸部ではストロング以下，小児ではマイルド以下の軟膏を使用する．

> **例** リドメックス軟膏　10g

通常の使用法

ステロイドの適正使用
とランクダウン
中止

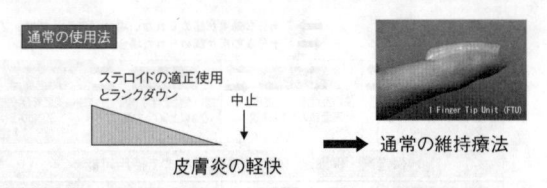

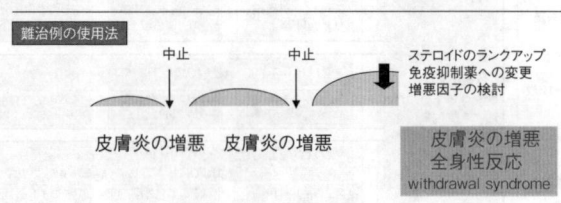

皮膚炎の軽快 → 通常の維持療法

難治例の使用法

中止　中止　ステロイドのランクアップ
免疫抑制薬への変更
増悪因子の検討

皮膚炎の増悪　皮膚炎の増悪　皮膚炎の増悪
全身性反応
withdrawal syndrome

図4　外用ステロイド中止法

3. 投与期間

治療開始後，1〜2週間を目安として，重症度の評価を行い，副作用などの有無を確認し，ステップダウンないしステップアップを行う．顔面，頸部では，急性の病変に対して1週間程度の短期間の使用にとどめ，漸減，間欠投与，タクロリムス軟膏への変更を行う．

Long は finger-tip unit (FTU) という外用量の目安を提唱している[4] (**図4**)．1FTU は径5 mm のチューブから押し出される，成人の人差し指の指腹側末節部にのる軟膏量であり，概ね 0.5 g に相当する．0.5FTU は手のひら全体を外用しうる量であり，1FTU で両手のひらがカバーできる（体表面積の2%）．全身に外用する場合 50FTU で 25 g となる．小児量も提唱されているが，日本人ではやや少なめに外用するのがよいかと思われる．

4. 中止のタイミング

自己判断などにより皮膚症状が急性増悪した場合には必要かつ十分量のステロイド外用剤を使用する．通常1〜2ランク程度強いステロイドに変更し，前述のようなランクダウン，スイッチを行う．全身性の悪化がみられる時には，短期間入院し，場合によりステロイドの全身投与を行う（**図4**）．感染症が疑われる時には，抗菌薬，抗ウイルス薬を適宜専門医の指導下で行う．

網膜剥離や白内障などの眼合併症は不規則な使用や、中止による悪化時にみられることが多いため、問診で視力など眼症状は常日頃確認し、適宜眼科医の診察を受けさせる.

5. ステロイド外用療法の注意点

難治例においては以下のような誤ったステロイド軟膏の使用がみられる.
① 市販のステロイド軟膏を自分の判断で適当に使用する.
② 代理の者に症状の確認なしにステロイド軟膏を処方させ、使用する.
③ 漠然とステロイドを長期間にわたり使用する.
④ 一部の非医療機関で副作用の少ない自然な療法と称しステロイドを患者には知らせず使用する. 難治例, 重症例ではこれらの点に関しても十分注意しておく必要がある.

ワンポイントアドバイス
1. 皮膚症状の程度, 部位, 年齢に応じて適切なランクのステロイドを使用する.
2. 感染症でないこと・ステロイドの効果が予測されること (皮疹の観察が重要).
3. 使用量をモニターする (フィンガーチップユニット).
4. 治療評価なしの投薬は絶対に避ける.

文 献

1) Johansson SGO, Hourihane JO, Bousquet J, et al : A revised nomenclature for allergy. Allergy 56 : 813-824, 2001
2) Bieber T : Atopic dermatitis. N Engl J Med 358 : 1483-1494, 2008
3) 日本皮膚科学会アトピー性皮膚炎診療ガイドライン作成委員会:日本皮膚科学会雑誌 119 : 1515-1534, 2009
4) 河野陽一, 片山一朗 (監修):アトピー性皮膚炎の薬物療法. アトピー性皮膚炎診療ガイドライン 2012, 協和企画, 東京, pp. 61-69, 2012

第2章 16 急性副腎不全

西川哲男，松澤陽子，齋藤 淳，大村昌夫

summary

- 救急で訪れる重症患者に潜むのが急性副腎不全である．
- 意識障害，ショックなどのバイタル異常を示す症例で本疾患を鑑別する．
- 消化器症状，るいそう，慢性疲労を訴える症例で，感染・出血・手術などのストレス下で急激に悪化する病態である．
- 低ナトリウム血症，高尿素窒素血症，低血糖，炎症反応陽性などを示す．

A 疾患解説

1. 病態

急性副腎不全(adrenal crisis，副腎クリーゼ)は，発熱やショックを伴う例が多い．適切かつ迅速な診断，治療が行われなければ死の転帰をとる疾患である．副腎不全は副腎から分泌されるコルチゾールの絶対的，相対的欠乏により発症する病態である．慢性副腎不全では，特徴的な症状や所見が乏しい．非特異的症状としては，倦怠感，微熱，やせ，精神症状，定まらない消化器症状などがある．食欲不振，悪心，嘔吐，発熱といった症状は高頻度に出現するが，急性副腎不全は背部痛，腹痛，下腿痛，激しい嘔気，嘔吐，下痢などを示し，急性腹症，インフルエンザなどと誤診されやすい．救急部門で経験されやすく，常に念頭に置いたトリアジーを心がける必要がある．治療開始が遅れると生命予後が不良になるので，特に一般医家あるいはプライマリーケアでの診療上注意が必要である．

表1 急性副腎不全の臨床症状

悪心, 嘔吐	66.1%
意識障害	64.8%
虚脱, ショック	64.2%
高熱	51.9%
呼吸困難	28.8%
チアノーゼ	27.8%
下痢	20.8%
痙攣	18.9%
消化管出血	11.5%
腹痛	11.8%
関節痛	9.8%
筋肉痛	7.8%
髄膜炎症状	7.7%

(西川哲男, 齋藤 淳, 松澤陽子, 他:
副腎不全の臨床徴候と診断へのアプ
ローチ. 日内会誌 97:708-710, 2008)

2. 症状

ショック状態で救急に搬送される場合が多い. すなわち, ミネラルコルチコイド欠乏所見としての脱水, 低血圧が主要徴候となる. 副腎クリーゼの診断は困難を極める. 初期症状は, 全身倦怠, 無気力, 食欲不振, 体重減少, 吐き気, 腹痛, 便秘, 下痢, 微熱などであり, きわめて非特異的である. この状態のまま12時間以上無処置で放置すると失認, 誤認, 記銘障害などの意識障害と, 血圧が低下し, 腎不全を呈してくる. この間 CRP 陽性などの炎症反応が持続する[1]. Waterhouse-Friderichsen 症候群 (髄膜炎菌感染) では, 皮下出血斑, チアノーゼを示す. 副腎クリーゼの特徴の検査成績は, 低ナトリウム血症, 高カリウム血症, 高尿素窒素血症, 貧血, 好酸球増多, 低血糖である. それ以前の徴候としては, 食欲不振, 吐気, 嘔吐, 腹痛, 脱力, 倦怠, 発熱, 意識障害, 昏睡などである. 厚生省特定疾患「副腎ホルモン産生異常症」調査研究班 (平成4年度報告書) の報告による急性副腎不全の症状 (**表1**) は, いずれも非特異的ではあるが, これらの所見を診た際は本疾患を考慮するとよい. なお, 血中コルチゾール値は採血直後には測定結果が出ず, その場で確定診断に至ることは困難である (急性期には, 副腎壊死によるステロイドの放出が亢進し, 急激な血中コルチ

ゾール値の上昇もあり解釈に迷う).しかし,早急な治療開始が必要で,病歴,検査などから急性副腎不全を疑った際,ただちに治療を開始する.なお,副腎原発の副腎クリーゼでは,低血糖はまれで(低ナトリウム血症が特徴的),もし認められたら二次性副腎不全たとえば単独 ACTH 欠損症などを疑うとよい.

次に,副腎クリーゼを知るうえで大切な点は,その予備軍である慢性副腎不全を知ることである.慢性副腎不全(chronic adrenal insufficiency)には,下垂体,副腎自体の障害で生じる.すなわち,Addison(アジソン)病などの原発性副腎不全は慢性コルチゾール欠乏症により下垂体からの ACTH 分泌亢進で色素沈着が特徴的である.アルドステロン欠乏による脱水の結果生じる低血圧,運動で悪化,安静臥床で改善する倦怠感,さらには,食欲低下,体重減少,腹部症状,全身の至るところで脱力などが特徴的である.鬱,無関心,無感動などの精神症状も見受けられる.ACTH 過剰分泌による色素沈着(肘,膝,背骨,手の甲,ウエスト,肩,口腔内,歯肉,口唇など)も認める.下垂体副腎不全では,ACTH の分泌が低下するので,色素沈着はない.

3. 診断

診断はその疑いを持つことで始まり,その病態の重篤度に依存して確定診断に至る可能性が高くなる.救急外来にてショック症例では,最初に鑑別する必要がある.慢性副腎不全の原因は,原発性ではいわゆる Addison 病である.副腎不全に至る段階的な臨床所見は,ステップ 1:血漿レニン活性増加,アルドステロン低下,ステップ 2:ACTH 試験でコルチゾール反応低下,ステップ 3:朝のコルチゾールが正常でも ACTH 上昇,ステップ 4:朝のコルチゾール低下と症状出現の順番で悪化する.Addison 病の原因としては自己免疫性副腎炎(特発性 Addison 病)や,多内分泌臓器自己免疫症候群(polyglandular autoimmune syndrome:PGA)[2]である.PGA では糖尿病,甲状腺疾患,悪性貧血などと合併する.感染症(結核,梅毒,真菌症,AIDS など),悪性疾患(癌転移,悪性リンパ腫,白血病)が主で,まれであるが,サルコイードシス,アミロイドーシスなどでも生じる.二次性副腎不全は,下垂体機能低下症[単独 ACTH 欠損症,Sheehan(シーハン)症候群,下垂体腫瘍など]で起こる.したがって,これらの基礎疾患の存在(**表2**)を疑ってショック症例の病歴聴取が大切である.withdrawal syn-

表2 急性副腎不全の原疾患

下垂体性副腎不全	62%
ステロイド投与中の副腎萎縮	16%
副腎摘除後	11%
Addison病	7%
先天性副腎皮質過形成	4%

(西川哲男, 齋藤 淳, 松澤陽子, 他:副腎不全の臨床徴候と診断へのアプローチ. 日内会誌 97:708-710, 2008)

表3 急性副腎不全の検査成績

血中ACTH低値	80.6%
血中コルチゾール低値	79.1%
血沈亢進	65.5%
低ナトリウム血症	64.8%
低血糖	32.7%
血中クレアチニン増加	15.4%
血小板減少	14.0%
血中尿素窒素増加	13.2%
高カリウム血症	9.3%

(西川哲男, 齋藤 淳, 松澤陽子, 他:副腎不全の臨床徴候と診断へのアプローチ. 日内会誌 97:708-710, 2008)

drome (ステロイド離脱症候群) を鑑別する目的で, ステロイド使用の既往歴を確かめる必要もある.

次に, 各種検査にて副腎不全の鑑別を行う (表3). 低ナトリウム血症, 高カリウム血症 (血清 Na/K 比が 30 以下), 貧血, 好酸球増多, 好塩基球減少, リンパ球増多, 低コレステロール血症, 低血糖 (特に, 二次性副腎不全でみられる), 炎症反応陽性, 尿素窒素とクレアチニンの上昇, 代謝性アシドーシス, 水利尿低下などを認めたらただちに血漿 ACTH, コルチゾール, 血漿レニン活性, アルドステロンや尿中遊離コルチゾールを測定 (後日結果を判定) し, 即効性のステロイドを投与する.

治療を行いながら, 炎症所見, 血漿 ACTH 増加 (二次性では低下), 血漿レニン活性増加, 尿中遊離コルチゾール低下, 血中 DHEA-S, アルドステロン, コルチゾールなどの低下を後日確認する.

朝の血中コルチゾール値が $3\mu g/dL$ 以下であれば副腎不全と診断可能である. しかし, $10\mu g/dL$ 前後の正常範囲内でも副腎不全例があり, 1回の採血での判定は難しい. ACTH 負荷試験でコルチゾール低下反応にて確定診断する (合成 ACTH 1-24 を $250\mu g$ 静注し, 30〜60 分後にコルチゾールが $18\sim 20\mu g/dL$ 以上に増加すれば正常. 時に二次性副腎不全では正常反応を呈するので注意が必要). 尿中遊離コルチゾール排泄量や血中コルチゾール値が正常下限でも, 迅速 ACTH 負荷試験でコルチゾール増加反応を欠く場合には, 部分的 Addison 病と呼ぶ.

B ステロイド使用の実際

1. 副腎クリーゼの治療

ただちに血管を確保し,脱水に対して生食(プラス糖液)を1.5〜3L(1日量)補液する.同時に,100〜200 mgの即効性ステロイドを静脈注射しさらに即効性のステロイドをボトル内に混和した生食中に10〜50%ブドウ糖を追加し点滴する(ヒドロコルチゾンの1日総量:200〜1000 mg).重症感染による副腎クリーゼに対してもステロイドによる易感染性を考慮せず初期に大量のステロイド投与が必要である.SIADH(抗利尿ホルモン不適合分泌症候群)様であり,尿量を確保しながら,血中ナトリウム濃度をモニターし,血圧,脈拍,意識状態を含む各種臨床症状もステロイド維持に重要な指標となる(投与量に注意,過剰投与で逆に高ナトリウム血症をもたらす).なお,副腎クリーゼから脱出した翌日からは,1日量として即効性ステロイドは半量以下に減量する.点滴補充は3〜5日以内(食事が摂取可能になるまで)とするとよい.旅行・海外出張時には副腎不全患者カードを持参させコルチゾール製剤と注射器セット一式を渡しておくとよい.

ワンポイントアドバイス

慢性副腎不全(原発性副腎不全,続発性副腎不全)を基礎疾患として,感染,外傷,手術などの急性ストレスにより急性副腎不全を起こす.しかし,発症時,非特異的症状(腹痛,嘔吐,下痢,四肢の痛みなど)を示し鑑別診断に困難を伴う.脱水,意識障害を合併し,低血圧からショックに陥る症例の中に本疾患が隠れている.低血糖,低ナトリウム血症,低血圧を示す例で積極的に本症を疑い治療する.

文 献

1) 西川哲男,齋藤 淳,松澤陽子,他:副腎不全の臨床徴候と診断へのアプローチ.日内会誌 97:708-710, 2008
2) Tanaka T, Watanabe K, Furukawa Y, et al:Comprehensive adrenocortical steroid measurements in two cases of Schmidt's syndrome. Endocrine Journal 41:379-386, 1994

17 敗血症

細野 治

summary

- エビデンスに基づくガイドラインが 2008 年に改訂された.
- 敗血症におけるステロイド療法の評価は大きく変遷している.
- ショックを伴わない敗血症に対してステロイドを投与してはならない.
- ヒドロコルチゾンは 300 mg/日を超えて投与してはならない.
- プロカルシトニンは敗血症の診断,重症度の指標として有用である.

A 疾患解説

1. 病態

敗血症は 1991 年に American College of Chest Physicians (ACCP) と Society of Critical Care Medicine (SCCM) の合同カンファレンスにおいて「感染に起因する全身性炎症反応症候群 (systemic inflammatory response syndrome:SIRS)」と定義され (**表1**),集中治療室の主たる死因である.敗血症は炎症性サイトカイン血症を基盤として,多臓器不全,ショック,播種性血管内凝固症候群 (DIC) を合併しやすい病態である.敗血症の病態は 1970 年以降,「細菌による炎症反応が過剰になり,体にさまざまな障害が生じる状態」とされてきたが,最近は「細菌感染により宿主の免疫力が低下してしまう状態」とする考え方も提唱されている.また敗血症ではグルココルチコイド受容体の激減や,副腎におけるオートファジーやアポトーシスがみられ,これまでの抗サイトカイン療法やステロイド大量療法な

表1 敗血症の病態と定義

【敗血症】
感染症（確診あるいは疑診）により SIRS[(1)] を呈する状態.
【重症敗血症】
敗血症症状に加えて，敗血症による臓器機能不全，組織低灌流[(2)]が存在する状態.
【敗血症性ショック】
重症敗血症に加えて，適切な補液にもかかわらず低血圧[(3)]が持続する状態.

(1) SIRS（systemic inflammatory response syndrome）
　　(a) 体温＞38℃ または＜36℃
　　(b) 心拍数＞90/分
　　(c) 呼吸数＞20/分 または $PaCO_2$＜32 Torr
　　(d) 白血球数＞12000/μL または＜4000/μL，あるいは桿状核球＞10%
　　以上の4項目のうち2項目以上を満たす場合.
(2) 臓器機能不全，組織低灌流：低酸素血症，血中乳酸値の上昇あるいは乏尿状態など.
(3) 低血圧：収縮期血圧（SBP）90 mmHg 未満または平均動脈圧70 mmHg 未満の状態，あるいは SBP が通常の SBP から 40 mmHg 以上低下した状態（成人）または年齢ごとの正常値から2標準偏差を超えて低下した状態（小児）.

(Bone RC, et al：Chest 101：1644-1655, 1992 を参照し作成)

ど"過剰な免疫応答を抑える"治療法もほとんど失敗に終わっている．

2. 症状

敗血症の症状は，起因菌，感染巣，宿主の状態により左右される．悪寒戦慄を伴う急激な発熱や，発汗，頻脈，頭痛，関節痛などもみられる．発熱に加え白血球増加，さらに起因菌によっては特徴的な発疹がみられることもある．また点状出血を認めた場合には DIC の合併に注意する．敗血症は，乳酸アシドーシスや乏尿を合併する重症敗血症を経て，輸液でも改善しない低血圧を伴う敗血症性ショックへと進展する（**表1**）．敗血症性ショックの初期には warm shock を呈するが，進行すれば cold shock となる．

3. 診断

2004年には敗血症の診断・治療に関する初のエビデンスに基づくガイドライン"Surviving Sepsis Campaign guidelines for management of severe sepsis and septic shock (SSCG2004)"が公表され[1]、さらに2008年に改訂された (SSCG2008)[2]。敗血症の診断には、これまで菌血症の証明が前提となっていたが、血液培養での細菌検出の必要はなくなった。バイタルサイン（体温、脈拍数、呼吸数）のチェックと白血球数の確認によりSIRSの状態の有無を判断し、その原因が感染症（疑い）による場合には敗血症と診断する。臨床症状に応じて抗菌薬開始前に適切な培養検体を採取すると同時に、感染巣や起因菌の検索のために画像検査や組織の生検などの検査を行う。敗血症に特異的な症状や所見がないため、血中プロカルシトニンが注目されている。プロカルシトニンの上昇はステロイド投与患者であっても、CRPやサイトカインなどと異なり敗血症の原因が細菌感染症によることを示すとともに、重症度を反映するマーカーとしても有用とされている。

B ステロイド使用の実際

敗血症では相対的副腎不全を高率に合併、グルココルチコイド受容体の抵抗性によるカテコラミン感受性低下も考えられるため、ステロイドが用いられてきた。しかし、すべての敗血症患者にステロイド療法を行うのではなく、有効性と安全性を考慮して適応患者を決定する必要がある。ステロイド治療はSSCG2008において補助療法のひとつに挙げられている（表2）。

1. 薬の選択

敗血症におけるステロイド療法の評価は大きく変遷しており、ステロイド大量短期投与、ステロイド少量長期投与および最近の動向について紹介する。

a. ステロイド大量短期投与

敗血症の動物モデルにおいて高用量ステロイドの有効性が示され、臨床においても1950年代から敗血症に対する急性期のステロイド大量療法の可能性が報告されるようになった。1976年にSchumerが無作為化比較試験（randomized controlled

表2 敗血症におけるステロイド療法

【適応】
敗血症性ショック,ステロイドカバーを必要とする敗血症
- ● ショックを伴わない敗血症に対してステロイドを使用してはならない.(例外:副腎機能異常の病歴あるいはステロイド使用歴がある症例)
- ○ 敗血症性ショック患者において,補液や昇圧薬に対する血圧の反応が悪い場合は適応である.
- ○ 敗血症性ショック患者のヒドロコルチゾン投与決定のためにACTH負荷試験を行わない.

【ステロイドの種類】
ヒドロコルチゾン(ソル・コーテフ®注,水溶性ハイドロコートン®注)
- ○ ヒドロコルチゾンを使用できる場合:デキサメタゾンは使用しない.フルドロコルチゾン(フロリネフ®)50 μg/日(経口)の併用は任意である.
- ○ ヒドロコルチゾンを使用できない場合:代替のステロイドにミネラルコルチコイド作用がない場合はフルドロコルチゾン(フロリネフ®)50 μg/日(経口)を併用する.

【ステロイド投与量】
ヒドロコルチゾン 200〜300 mg/日(持続あるいは分割投与)
- ● 敗血症性ショックでは300 mg/日を超えるヒドロコルチゾンを投与してはならない.
- ● 副腎機能異常の病歴やステロイド使用歴がある場合,ステロイド維持療法の継続あるいはストレス量のステロイドを使用(ステロイドカバー)することは禁忌ではない.

【治療期間】
初期投与量を7日間投与,その後減量する.
- ○ 昇圧薬が必要なくなれば,ステロイド療法から離脱する.

推奨度:強い推奨(●),弱い推奨(○)

(Dellinger RP, et al:Crit Care Med 36:296-327, 2008を参照し作成)

trial:RCT)によってメチルプレドニゾロンやデキサメタゾンの大量投与の有効性を示し,その後は敗血症性ショックのステロイド療法は大量投与が標準となった.しかし,その後の2つの重症敗血症に対する大量メチルプレドニゾロン療法([a] Boneら(1987):30 mg/kgを4回投与,[b]在郷軍人病院グループ(1987):最初30 mg/kg 1回,続いて9時間5 mg/kg/

時）の大規模 RCT により有効性が否定され，むしろ感染症の危険性が増し，予後の悪化が示された．さらに 1995 年のメタ解析でも無効と結論され，むしろ Schumer の報告を除くとステロイド大量療法により死亡率は有意に高くなった．

b．ステロイド少量長期投与

敗血症性ショックの患者はそのストレスに比して相対的副腎不全の状態にあるとされ，ステロイドの生理的な量を補充目的に投与することが考慮された．そして，ACTH 負荷試験において反応性が低下している（相対的副腎不全：コルチゾール上昇 <9 μg/dL）敗血症性ショックの患者では死亡率が高く，ヒドロコルチゾン（hydrocortisone：HC）200〜300 mg/日の投与によりノルアドレナリンの昇圧作用が改善した．さらに 2 つの小規模 RCT において，敗血症性ショックに対するステロイド少量長期投与（[a] Bollaert ら（1998）：HC 100 mg 静注，1 日 3 回，5 日間，[b] Briegel ら（1999）：HC 100 mg 投与後 HC 0.18 mg/kg/時 持続投与し，ショックから回復後 HC 0.08 mg/kg/時に減量，6 日間投与）の有用性が示唆されている．Annane ら（2002）による大規模 RCT において，相対的副腎不全の敗血症性ショック患者では，6 時間ごとに HC 50 mg とフルドロコルチゾン（フロリネフ®）50 μg/日を 7 日間投与した時，昇圧薬投与期間の短縮と予後の改善を認めた．この結果は SSCG2004/2008 などにも大きな影響をもたらしている．さらにこの post hoc 解析では ARDS（acute respiratory distress syndrome）を合併した相対的副腎不全の敗血症性ショック患者においてのみステロイドが有用であったことが示された．2004 年のメタ解析により，少量ステロイド長期投与（HC 200〜300 mg/日，5〜7 日間投与，その後に減量）は敗血症性ショック患者の死亡率を減らし，ショックからの回復も早めるが，消化管出血，感染症，高血糖のリスクを高めないことが示された[3,4]．

c．ステロイド療法の最近の動向

現時点での敗血症におけるステロイド療法は SSCG2008 が基準となる[2]（表 2）．大規模な RCT で生命予後の改善がみられたのは，少量ステロイドとフルドロコルチゾンを投与された相対的副腎不全の敗血症性ショックの患者である．そのため，特に相対的副腎不全のない患者における少量ステロイド長期投与（6 時間ごとに HC 50 mg を 5 日間投与，その後の 6 日間に減量）の有効性と安全性を評価するために corticosteroid therapy of septic shock（CORTICUS）研究がなされ，ステロイド投

与群においてショック状態からの早期離脱や循環動態の安定が得られたが,新たな敗血症や敗血症性ショックを含む重複感染,高血糖,高ナトリウム血症の増加ばかりでなく,死亡率の有意な改善がみられなかったため SSCG2008 においてステロイド投与が弱い推奨レベルとされた(**表2**).しかし,2009年のメタ解析では HC 300 mg/日以下,5日間以上の投与は敗血症性ショック患者に有益であることが示された[5].また,ACTH 負荷試験によってステロイド療法の有効性を予測することができず,少なくともステロイド少量投与前に ACTH 負荷試験を行う必要はないとされている.

2. 具体的処方例

敗血症性ショックと診断された場合には可及的速やかに(8時間以内)以下の投与を行う.

> **例1** 水溶性ハイドロコートン®あるいはソル・コーテフ®(100 mg は防腐剤添加なし),200〜300 mg/日,持続投与(点滴静注)
>
> **例2** 水溶性ハイドロコートン®あるいはソル・コーテフ®(100 mg は防腐剤添加なし),100 mg/回,8〜12時間ごとに静注

持続投与あるいは分割投与でも治療効果には差がないが,血糖コントロールや看護師の仕事量の軽減の点では持続投与が有利である.ミネラルコルチコイド活性を有する HC を投与する場合にはフルドロコルチゾンは併用しなくともよい.

3. 投与期間と中止のタイミング

HC の初期量を 5〜7 日間投与後は漸減し,昇圧薬を必要としなくなれば中止する.しかし,2009 年のメタ解析においてステロイドの漸減と急な中止には有意な差を認めず,漸減前に HC を少なくとも 100 時間投与すべきとの結果も示されており[5],中止のタイミングは患者ごとに慎重に判断すべきである.急なステロイド中止により循環動態や炎症マーカーの再増悪をきたしたとの報告もあるため,ステロイドを急に中止する場合には厳密な経過観察が必要となる.

4. 禁忌

ショックを伴わない敗血症患者にステロイドを使用してはならない。しかし、副腎機能異常の病歴やステロイド使用歴がある場合、ステロイド維持療法の継続やステロイドカバーは禁忌ではない（表2）。HC投与量は300 mg/日を超えてはならない。デキサメタゾンの投与は推奨されていないが、使用せざるを得ない場合にはフルドロコルチゾンを併用すべきである。

ワンポイントアドバイス

敗血症におけるステロイド投与は補助療法のひとつであり、敗血症性ショックと診断した場合に考慮すべきである。その際にはヒドロコルチゾンの少量（300 mg/日以下）、長期（5日間以上、昇圧薬が必要なくなるまで）投与が基本となる。

文 献

1) Dellinger RP, Carlet JM, Masur H, et al：Surviving Sepsis Campaign guidelines for management of severe sepsis and septic shock. Crit Care Med 32：858-873, 2004
2) Dellinger RP, Levy MM, Carlet JM, et al：Surviving Sepsis Campaign：international guidelines for management of severe sepsis and septic shock：2008. Crit Care Med 36：296-327, 2008
3) Annane D, Bellissant E, Bollaert PE, et al：Corticosteroids for severe sepsis and septic shock：a systematic review and meta-analysis. BMJ 329：480-484, 2004
4) Minneci PC, Deans KJ, Banks SM, et al：Meta-analysis：the effect of steroids on survival and shock during sepsis depends on the dose. Ann Intern Med 141：47-56, 2004
5) Annane D, Bellissant E, Bollaert PE, et al：Corticosteroids in the treatment of severe sepsis and septic shock in adults：a systematic review. JAMA 301：2362-2375, 2009

第3章

特殊な状態における ステロイドの 使い方

第 3 章
1

妊婦に対するステロイド使用の注意点

宇佐俊郎,江口勝美

summary

- 母体に投与した場合,胎児への影響が懸念される.
- 他のステロイドよりも胎盤通過性の低いプレドニゾロンの投与が好ましい.
- ステロイドの用法・容量を指示通りに内服することを指導する.
- 妊娠の経過に従ってステロイド投与量の調節が必要な場合があることに注意する.
- 外用薬や吸入薬は通常の範囲内であれば,問題なく使用できる.
- 母乳への移行に留意し,プレドニゾロン換算で 20 mg 以上内服する場合は,4 時間以上あけてから授乳するように指導する.

関節リウマチ,全身性エリテマトーデス(SLE)などのリウマチ・膠原病,他の自己免疫疾患,気管支喘息などのアレルギー疾患,炎症性腸疾患は妊娠可能な年齢層の女性に多い病気であることから,副腎皮質ステロイド療法中の妊娠や妊娠中のステロイド療法がしばしば問題となる.妊娠による母体の変化により,一般に妊娠中の投与薬剤は,その効果が影響を受ける.さらに薬剤は胎盤での代謝や移行能により胎児に移行し,胎児に影響を与える.ここでは妊娠中の副腎皮質ステロイドの投薬上の原則,注意点について述べる.

A 妊娠母体と胎盤移行

妊娠に伴い一般に薬剤血中濃度,動態は変化を受ける.胃腸系での吸収にはほとんど影響はないが,肝臓では薬物代謝の変化や軽度の胆汁うっ滞が起こる.この変化はステロイドホルモン上昇によるものとされている.腎臓では腎還流量の増加と糸

球体濾過量の増加により，薬物の排泄は増加する．また，妊娠中は循環血漿量の増加により血清アルブミンや結合蛋白の濃度が低下するため，結合型が減少し，遊離型が増加する．

胎盤移行は，単純拡散，化学特性，濃度勾配により母体から胎児に移行する．母体の薬物血中濃度と臍帯血の血中濃度とは相関する．また，胎盤は薬物を代謝する．薬剤により代謝の違いがあり，その違いは代謝酵素とその調節機構にある．コルチゾール，プレドニゾロン（PSL）は胎盤の 11β-hydroxysteroid dehydrogenase type 2 により生物活性の低いコルチゾン，プレドニゾンに転換される．これに対し，デキサメタゾンは転換されない．その結果，母体：胎児血濃度比は PSL が 10：1，デキサメタゾンが 1：1 となる．このため PSL は胎盤通過性が低く，母体の治療に用いられることが多い．逆に胎児の治療にはデキサメタゾンが用いられ，妊娠約 26～34 週の早産で胎児の肺成熟の刺激にデキサメタゾンはよく用いられる．

B 胎児への影響

母体にステロイドを投与した場合，胎児への影響が懸念される．ステロイドの安全性が完全に保証されているとはいいがたいが，以下に要点を述べる．

1. 催奇形性

ウサギやマウスなどの動物実験では口蓋裂などの先天奇形を起こす率が高くなるとの報告があるが，この場合の投与量は PSL 換算で約 75～200 mg であり，大量投与時の結果である．ヒトにおいては胎児に奇形が発生する率はきわめて低く，また，胎児の成長にも影響がないとの報告[1]が多い．しかし，口蓋裂のリスクを増やす可能性を示唆する報告[2]もあり，胎児に全く影響がないかどうかに関しては正確にはまだ結論が出ていない．

2. 副腎機能抑制

母体に投与されたステロイドにより胎児の下垂体-副腎系が抑制されるとの理論上のリスクがあるが，PSL 10～40 mg/日を妊娠中に継続しても出産直後の新生児の副腎皮質機能低下が認められなかったとの報告[3]があるように，一過性で自然回復し，臨床的に問題となることは非常にまれである．

以上の点から、胎児への影響を考えれば、胎盤通過性の低いPSLの投与が他のステロイドより比較的安全と言える.

C 妊娠中のステロイド投与の原則と注意点

妊娠は原疾患の治療が確実に行われ、疾患活動性が安定してからが安全であり、妊娠は計画的であることが望ましいことはいうまでもない. また、患者の自己判断で服用量を変えたり、服用を中止したりした場合、原疾患の悪化のみならず、ステロイド離脱症候群などを母体にもたらし、母体のみならず胎児にも悪影響を及ぼしかねないことを十分に説明し、ステロイドの用法・用量を指示通りに内服することを指導する必要がある.

表1に一般に使用されるステロイドの添付文書や米国FDA薬剤胎児危険度分類基準、オーストラリア基準(第4次改訂版)を示す. 表に示されているようにわが国では、ほとんどが「治療上の有益性が危険を上回ると判断される場合にのみ投与すること」となっており、オーストラリア基準では安全度の高いAとなっており、比較的安全と考えられる. 先にも述べたように胎盤通過性への観点からは、PSLが比較的安全であり、PSL 20 mg/日の投与であれば、ほぼ安全であろうというのが一般的見解である[4].

注意点としては、妊娠の経過でステロイド投与量の調節が必要な場合があることがある. 一般に妊娠中の母体では、妊娠3ヵ月から妊娠終期まで血漿コルチゾールが上昇し続ける. このため、たとえば関節リウマチでは活動性が低下することがあり、それに伴い症状が軽快し、ステロイドの漸減が可能となることがある. また、全身性エリテマトーデスでは妊娠初期には症状が一過性に増悪することがあり、妊娠中期以降は病態が軽快することが多い. ただ、妊娠高血圧症候群の合併頻度が高く、腎症の悪化をきたすことがあり、蛋白尿の増加など腎症の悪化が疑われる場合は速やかにステロイドを増量する必要がある.

D ステロイド外用剤、吸入薬について

内服を中心としたステロイドの全身投与について述べたが、軟膏やクリーム、吸入薬、点眼薬は、ほとんど体内に吸収されないので、通常の範囲であれば妊娠中でも問題なく使用できる

表1 内服薬

薬剤名	添付文書	米国FDA	オーストラリア基準
ヒドロコルチゾン	△	C	A
プレドニゾロン	△	C	A
メチルプレドニゾロン	△	C	A
デキサメタゾン	△	C	A
ベタメタゾン	△	C	A

添付文書
△:妊娠または妊娠している可能性のある婦人に対しては治療上の有益性が危険を上回ると判断される場合にのみ投与すること.

米国FDA(FDA薬剤胎児危険度分類基準)
C:動物生殖試験では胎仔に催奇形性,胎仔毒性,その他の有害作用があることが証明されており,ヒトでの対照試験が実施されていないもの.潜在的な利益が胎児への潜在的危険性よりも大きい場合にのみ使用すること.

オーストラリア基準(第4次改訂版)
A:多数の妊婦および妊娠可能な年齢の女性に使用されてきた薬であるが,それによって奇形の頻度や胎児に対する直接・間接の有害作用の頻度が増大するといういかなる証拠も観察されていない.

し,気管支喘息では吸入ステロイドをそのまま継続するのが一般的である.ただ**表2**に示すように多くのステロイド外用剤は,大量,長期の広範囲投与は避けるようにとの添付文書上の注意が記されている.

E 分娩時

帝王切開分娩時には長期間のステロイド投与患者の一般的手術の時と同様に周術期のステロイド補充を要する場合がある.周術期のステロイド補充については他著を参考にしていただきたい.また,創傷治癒遅延や感染のリスクなども他の手術時と同様である.

F 分娩後

分娩後は,原疾患の増悪がみられることがあるので,疾患活動性に応じたステロイドの増量が必要となることがある.

表2 外用剤

薬剤名	添付文書
ヒドロコルチゾン酪酸エステル	△
吉草酸ベタメタゾン	△
トリアムシノロン	△
ジフロプレナード	△
モメタゾン	×
クロベタゾール	×
ジプロピオン酸ベタメタゾン	×

△：妊娠または妊娠している可能性のある婦人に対しては大量または長期にわたる広範囲の使用を避けること．
×：妊娠または妊娠している可能性のある婦人に対しては投与しないことが望ましい．

授乳の問題であるが，授乳婦に PSL を 1 日 10〜80 mg 投与した場合，母乳中濃度は母親血清濃度の 5〜25％であったという報告[5]があり，PSL 換算で 20 mg/日投与では授乳に問題ないと考えられるが，20 mg 以上の場合は，内服後少なくとも 4 時間以上あけて授乳するようにすすめられている[4]．

ワンポイントアドバイス

胎盤通過性の低い PSL が，他のステロイドより比較的安全である．また，妊娠の経過に従ってステロイド投与量の調節が必要な場合があるので，ステロイドを指示通りに内服することを指導する．

文献

1) Tozman EC, Urowitz MB, Gladman DD：Systemic lupus erythematosus and pregnancy. J Rheumatol 7：624-632, 1980
2) Park-Wyllie L, Mazzotta P, Pastuszak A, et al：Birth defects after maternal exposure to corticosteroids：prospective cohort study and meta-analysis of epidemiological studies. Teratology 62：385-392, 2000
3) Mastorakos G, Ilias I：Maternal and fetal hypothalamic-pituitary-adrenal axese during pregnancy and postpartum. Ann NY Acad Sci 997：136-149, 2003

4) 江口勝美, 折口智樹, 宇佐俊郎：妊婦に対するステロイド使用の注意点は？ 正しいステロイド剤の使い方, 1. 内用剤編, 宮坂信之（編）, 医薬ジャーナル社, 大阪, pp.70-71, 2012
5) Ost L, Wettrell G, Bjokhem I, et al：Prednisolone excretion in human milk. J Pediatr 106：1008-1011, 1985

第3章 2

小児に対するステロイド使用の注意点

横田俊平

summary

- ステロイドはもっとも強い抗炎症薬である.
- 免疫抑制効果は,ステロイドを大量に使用すれば得られても漸減により再燃が起これば効果はないと判断し,免疫抑制薬を適切に用いる.
- 副作用は,ステロイド量と使用期間により,早期,中期,長期に分けて考慮する.
- 大量のステロイドの早期副作用には肥満,多毛があり,中期〜長期使用時には成長障害,脂肪肝,耐糖能異常へと進展する.
- 小児のリウマチ・膠原病の治療には,ステロイド単独療法の時代は終わり,少量ステロイドに疾患に適した免疫抑制薬を組み合わせることが世界標準である.

A コルチコステロイドの特徴

 ステロイドはきわめて強い抗炎症作用を持つ薬剤である.用いられるステロイドはコルチコステロイドであり,これは生体で産生している副腎皮質ホルモン(コルチゾール)とほぼ同一のものである.ステロイド受容体も機能システムも本来生体に備わっているため,薬剤として投与したものはその量に応じて生体機能を亢進させる.ステロイドの効果も副作用も,この特徴に由来している.使い方の要点は,効果を十分に引き出し,副作用を極力避けるような方法を工夫することである.個々のステロイドの特徴を熟知し,どのような時期に,どのような副作用を生じるのかを論理的に理解しておく.

B 小児疾患に対するステロイドの考え方

ステロイドには，抗炎症作用と免疫抑制作用（抗アレルギー作用も含む）の2つの作用がある．この2つの作用は高用量では明らかであるが，低用量では免疫抑制作用は減少し，抗炎症作用が主たる作用になる．高用量のステロイドを漸減すると炎症病態はしばしば再燃するが，高用量では副作用を避け得ないというジレンマがある．世界的な潮流として，特殊な病態を除き小児では高用量のステロイドは避ける傾向にある．その理由は種々の免疫抑制薬が開発されたこと，免疫抑制薬の使い方を小児リウマチ医が習熟してきたことが挙げられる．

小児ではこれまでプレドニゾロン（PSL）量として 2 mg/kg/日（最大量 60 mg/日）を最大量としてきたが，最近では原則として 15〜20 mg/日以上は用いない傾向にある（最大でも 1 mg/kg/日）．

メチルプレドニゾロン・パルス療法では，腎排泄性の良好なメチルプレドニゾロンを 30 mg/kg（ただし，1 g を超えない）という超大量用いる．

ステロイド依存性の高い病態（高安病，全身型若年性特発性関節炎など）への対応には，高用量ステロイド（PSL 2 mg/kg/日）を用いることがある．小児期のリウマチ・膠原病は免疫系の調節異常を基盤にした慢性炎症性疾患である．基本的治療法として抗炎症作用を期待して低用量のステロイドを用いるが，基盤にある免疫調節異常を抑制するためには適切な「免疫抑制・調節薬」を用いる．

C 小児にみられるステロイド作用の特徴

ステロイドの受容体は，生体のほとんどすべての臓器組織に存在する．そのことがステロイドの全身的な効果の発現にかかわると同時に，治療の対象ではない組織では副作用として発現することになる．生体内におけるコルチコステロイドの生理的な分泌は恒常的な身体機能を維持する役割の他に，生体に対する強いストレスに対し分泌を増やし生体を保護する役割がある．コルチコステロイドの生理的な機能と副作用メカニズムについて以下にまとめる．

1. 糖代謝に対する作用

コルチコステロイドは、肝や筋でのグリコーゲンの分泌を促進する。一方、末梢組織での糖利用を抑制する。このため血糖値が上昇しやすい環境を作る。

2. 蛋白代謝に対する作用

少量のコルチコステロイドは蛋白の合成を促進するが、大量では蛋白異化が促進される。長期に大量投与した場合に、皮膚の非薄化, 筋力低下が認められるのはこの蛋白異化作用による。

3. 脂質代謝に対する作用

コルチコステロイドは遊離脂肪酸の放出を促進する。この脂肪酸はやがて肝に蓄積し、肝脂肪を増加させ血中脂質の合成を促進させる。ステロイド治療を開始して間もなく中心性肥満, 満月様顔貌, バッファロー・ハンプなどが生じるのはこのためである。

4. 骨・軟骨に対する作用

ステロイド治療は軟骨の発育を抑制し、消化管からの Ca の吸収を抑制する。特に成長軟骨への抑制作用のため、成長障害, 骨粗鬆症が生じる。

5. 電解質に対する作用

コルチコステロイドは腎臓からの Na の排泄を減らし、Na の蓄積を促す。このことが高血圧の原因となる。

6. 消化管に対する作用

コルチコステロイドは胃液を酸性に傾け、消化酵素であるペプシンを増加させる。一方、胃粘膜保護作用のあるムチンを減少させるので、消化性潰瘍を生じやすい環境を作る。

7. 循環系に対する作用

コルチコステロイドは血圧を維持する作用があり、ショックなどの際ステロイドが投与されると血圧の回復が認められる。

8. 血液に対する作用

ステロイドは、末梢血中の白血球数を増加させる。特に好中

球の増加が著しく,相対的にリンパ球分画の減少を招く.長期的には骨髄での産生亢進により好中球数は持続的に増加する.蛋白異化促進のため免疫グロブリン産生は低下し,リンパ球機能も低下することから,易感染性など免疫能の低下が生じる.

9. 神経系に対する作用

コルチコステロイドは脳の興奮性を高め,精神活動を活発にさせる.このため不眠,興奮,精神変調をきたすことがある.

10. 副腎皮質に対する作用

ステロイド治療の結果,副腎皮質からの内因性コルチコステロイドの分泌が減少する.長期間にわたり大量のステロイドを投与された後に,急に内服を中断すると身体内にはコルチコステロイドが全くない状態が生じる.これを離脱症候群と呼び,きわめて危険な状態である.

D 小児にみられるステロイド副作用の特徴

ステロイドの作用・副作用は,ステロイド治療の開始直後から起こるもの,その途中に起こるもの,長期投与により生じるものなど,出現する事態が時期により異なる.ステロイドの大量投与が始まると,数週間のうちに肥満と多毛が生じる.このことは糖代謝,蛋白代謝,脂質代謝などの変化について考えると同時に,子どもの精神への作用(過食=肥満)についても考えを巡らせる必要がある.

長期的には成長障害が問題となり,さらに長期に及ぶ場合には高脂血症,脂肪肝が進行し,耐糖能異常はその後に生じる.骨粗鬆症は,骨塩量を年に一,二度は計測する.白内障や緑内障,眼圧上昇などの眼科的副作用については,定期的な眼科受診を行う.わが国では易感染性を基盤にした重大な感染症をみることは比較的まれであるが,年長児で帯状疱疹を認めることがある.

E 小児科医からみたステロイドの薬剤としての特徴

ステロイドは PSL が基本薬である.経口薬として PSL が投

薬されると,生体は「体内コルチコステロイド産生量の増加」ととらえる.この量的な変化に対して生体は,その総量に応じた適応(セッティング)を行う.このような状態の中で内服量が減量されると,それまでにセットされたレベルからは量的に低い位置になるので,生体は「欠乏」ととらえることになる.

生体内のコルチコステロイド産生量(PSL換算)は成人で5～8 mg/日,小児で3～5 mg/日と年齢,体重により異なり,その量以下であれば副作用もごく少ないことが判明している.あるいはPSL 0.2 mg/kg以上が副作用発現量とする考え方もある.低用量のステロイドが用いられるようになったのは,このような量設定により抗炎症作用を引き出し,副作用を避けようとするようになったからである.

F 経口ステロイドの種類・投与方法

経口ステロイドはPSLが基本薬である.それはPSLの臨床的効果時間が約24時間であるからである.ステロイドを選択するにあたり,その作用時間と臨床的効果時間に配慮すること

表1 合成ステロイドの種類(内服・注射など全身投与に適用)

商品名	ステロイド成分名	ステロイド種類	ヒドロコルチゾンを1とした力価	半減期(hr)	分類
コートリル	ヒドロコルチゾン	コルチゾール	1	8～12	短時間作用型
ソルコーテフ	コハク酸ヒドロコルチゾン				
サクシゾン					
プレドニン	プレドニゾロン	プレドニゾロン	4	12～36	中時間作用型
プレドニゾロン					
メドロール	メチルプレドニゾロン		5		
ソル・メドロール	コハク酸メチルプレドニゾロン				
レダコート	トリアムシノロン	トリアムシノロン		24～48	
ケナコルト-A	トリアムシノロンアセトニド				
オルガドロン	デキサメタゾン	デキサメタゾン	25	36～54	長時間作用型
デカドロン					
リンデロン	ベタメタゾン	ベタメタゾン			

がまず大切なことである.

PSLよりも短時間効果薬(8〜12時間)としてヒドロコルチゾン(コルチゾール),長時間効果薬(36〜54時間)としてデキサメタゾン(デカドロン®),ベタメタゾン(リンデロン®)などがある(**表1**).

長時間効果薬は,毎日の服用により前日の生物活性が持続しているため,徐々に蓄積していく.効果は重ねられていくが,その分副作用も蓄積していく.PSLは朝1回投薬が基本である.分2,分3にすると,効果時間が重なるようになるため,同じ量であればこの順で効果がわずかに上がるが,同時に副作用も増える.病態の変化に対応して投与時間・分割回数を決めることもある.

G 経口以外のステロイドの種類・使用方法

経口以外のステロイドの投与方法として,静脈注射・点滴静注,軟膏療法,気道ネブライザー法などがある.

静脈注射薬として,水溶性プレドニゾロン,コハク酸メチルプレドニゾロン(ソル・メドロール®),パルミチン酸デキサメタゾン(リメタゾン)などがある.水溶性プレドニゾロンは,確実な量のステロイドを投与する必要のある場合に用いる.コハク酸メチルプレドニゾロンはステロイド・パルス療法に用いる(ソル・メドロール® 30 mg/kg,最大量1 g).ステロイド・パルス療法は過凝固となるため,予防的にヘパリンの併用(150〜200単位/kg/日)を行う.

パルミチン酸デキサメタゾンにはさまざまな用途がある.レシチン粒子にデキサメタゾンが組み込まれた注射薬で,レシチン粒子は活性化マクロファージに取り込まれる.活性化マクロファージが病態を形成している場面で用いると(例:マクロファージ活性化症候群,血球貪食症候群),マクロファージを鎮静化させ炎症性サイトカインを遮断する効果がある.パルミチン酸デキサメタゾンは,リウマチの基本的治療を行いつつ一時的に抗炎症効果を求める場合にも用いられる.たとえば,気候や天候の変化で一過性に関節炎状態が悪化した場合に,基本薬はそのままで一時的に症状の緩和を求める時に用いることがある.活性化マクロファージに選択的に取り込まれることから,標的療法的に用いることも可能で,たとえばきわめて小さな,

しかし重大な炎症巣である眼球のブドウ膜炎に対して用いられる．しかしパルミチン酸デキサメタゾンは日常的な基本薬にはならない．

コルチコステロイドを含有する軟膏薬は種々あり，その使用法は皮膚科関連の記載を参照してほしい．また最近，小児気管支喘息の治療ガイドラインに組み込まれた吸入ステロイドの使用法もガイドラインを参照していただきたい．

H ステロイドの減量法

ステロイドの減量には，一定の方法はない．しかし一般的には「漸減法」を用いる．

疾患により減量方法に違いがあることを認識する必要がある．たとえば，特発性ネフローゼ症候群の治療（国際方式）では，初期の大量投与後に隔日投与に移行するが，リウマチ・膠原病では隔日投与は行わない．若年性特発性関節炎では，隔日投与にすると休薬した翌日の早朝には，ステロイドの生物活性が途切れて関節炎は再燃する．

ステロイドの投薬量の減量は生体にとっては「欠乏」と認知される．リウマチ・膠原病におけるステロイドの漸減の際には，生体に「欠乏」と察知されないように減量することが，再燃を防ぐコツになる．

減量方法の具体例として，全身型若年性特発性関節炎では，一定のレベルを超えると再燃する頻度が高くなるので，1 mgずつ，あるいは 0.5 mg ずつなど慎重に減量を行い，しばらくは投薬中止にはしない．限界域での減量法として，たとえば 15 mg/日を 14 mg/日へもっていく際に，15 mg/日連日から週 2 日間だけ（月，木）14 mg/日，ついで週 3 日間（月，水，金）を 14 mg/日，そして 14 mg/日連日とする，などの工夫が必要である．また全身性エリテマトーデスでは 15～20 mg/日の投与量から漸減に入る時には 2.5 mg ずつ行い，5～7.5 mg/日となってから長期に維持することになる．なおこの際，どのような免疫抑制薬を併用しているかでステロイドの漸減の仕方も異なる．

I 妊娠・出産時の対応

リウマチ・膠原病の子どもは，乳幼児よりも思春期の子ども

が多い．妊娠，出産を控えた例には免疫抑制・調節薬は中断することになるが，ステロイドをどのように使うか，病勢を抑える方法と胎内の子どもへの影響を極力減らす方法はなにか，など考えるべき点は多い．

> **必読 ワンポイントアドバイス**
> リウマチ・膠原病の小児例に対するステロイドは，治療の基本薬でありながら量設定・投与方法・漸減法のいずれもが症例により異なる．抗炎症薬としての役割を押さえつつ，適切な免疫抑制薬の選択が不可欠である．

文 献

1) Curtis JR, Westfall AO, Allison J, et al : Population-based assessment of adverse events associated with long-term glucocorticoid use. Arthritis Rheum 55 : 420-426, 2006
2) Cassidy JT, Petty RE : Textbook of Pediatric Rheumatology, 5th ed, Elsevier Saunders, Philadelphia, pp. 90-146, 2005
3) McDonough AK, Curtis JR, Saag KG : The epidemiology of glucocorticoid-associated adverse events. Curr Opin Rheumatol 20 : 131-137, 2008

第3章 3

高齢者に対するステロイド使用の注意点

杉原毅彦

summary

- 高齢者のステロイド療法で特に問題となるのは感染症と骨折である.
- 高齢者の易感染性は,合併する基礎疾患と皮膚,気道,尿路,腸管の機能低下が関与している.
- 高齢者関節リウマチに対するステロイドの使用は感染症のリスクを高める.
- 中等量以上のステロイドを使用する際には,一般細菌の感染に加えて,結核,ニューモシスチス肺炎,真菌感染症,サイトメガロウイルス感染症に留意する.
- ステロイド開始前には骨粗鬆症の評価をし,ビスホスホネート製剤の使用について検討する.

A 高齢者に対するステロイド投与前のチェックポイント

　高齢者にステロイド療法を行ううえでもっとも重要な合併症は感染症であることから,高齢者の易感染性に関与する因子について検討する.**表1**にチェックリストを記載する.高齢者が感染症にかかりやすい原因は複合的な要因が多く,高齢者のかかえる基礎疾患によるところも大きい.糖尿病,慢性腎不全による血液透析,肝硬変,悪性腫瘍といった疾患の合併は高齢者の易感染性に関与する.一方で加齢に関係した要因は大きく分けて3つある[1].第一に加齢に伴う免疫機能の低下である.高齢者では結核や帯状疱疹ウイルスの再活性化に注意が必要であり,肺炎球菌による肺炎やインフルエンザウイルス感染が重症化しやすい.第二に宿主防御の第一相である皮膚,気道,尿路,腸管の機能低下は高齢者の易感染性に大きな影響を及ぼす.加齢による気道粘液線毛クリアランスの低下や嚥下機能の低下は

表1 高齢者にステロイド療法開始時のチェック項目

	ステロイド開始前のチェック項目
日常生活機能	日常生活機能　介助の必要度 　　　　　　　（□歩行，□食事，□入浴，□トイレ） 服薬自己管理は可能か（□認知症）
免疫機能	末梢血　□リンパ球数，□好中球数，□IgG， 　　　　□アルブミン
頭頸部	口腔外科領域　□口腔内う歯，□残歯の感染， 　　　　　　　□ビスホスホネート製剤投与歴 眼科領域　　　□白内障，□緑内障 耳鼻科領域　　□副鼻腔炎（特に真菌性副鼻腔炎）， 　　　　　　　□嚥下機能
呼吸器	□気道病変，□肺気腫，□肺線維症，□陳旧性肺結核， □非結核性抗酸菌症，□ツベルクリン反応，□QFT， □β-D グルカン，□肺炎球菌ワクチン投与歴， □インフルエンザワクチン投与歴
内分泌	□糖尿病，□脂質異常症
消化器	□B 型肝炎，□C 型肝炎，□脂肪肝，□胃十二指腸潰瘍， □偽膜性腸炎
血管	□慢性心不全，□心弁膜症，□虚血性心疾患，□脳梗塞， □ASO，□深部静脈血栓症
骨	□骨密度，□骨折の既往，□X-P 上の椎体圧迫骨折，
腎, 尿路	□慢性腎不全， 泌尿器科領域―□神経因性膀胱，□残尿，□慢性膀胱炎， 　　　　　　　□水腎症
皮膚	□帯状疱疹の既往，□皮膚潰瘍，□白癬

肺炎のリスクを高める．膀胱容量の低下や収縮の低下，尿の通過障害などは本来無菌状態である尿路に細菌が常在する環境をつくり尿路感染症の頻度を増す．加齢に伴う胃酸の分泌能低下，腸管運動の低下，腸内常在細菌叢や腸管粘膜の変化が消化管の感染症と関連する[1]．第三に栄養不良が挙げられる．栄養不良は免疫機能の低下を招くため，高齢者は栄養不良状態に陥りやすいことも易感染の原因として重要である．また，感染症にかかることで栄養状態はさらに悪化するため悪循環に陥り，感染

症が重症化することになる[1].

B 高齢者膠原病に対するステロイドの使用と感染症

1. 関節リウマチ（RA）

ステロイド療法，メトトレキサート（MTX），抗TNFα療法を施行中の細菌感染症合併のリスクは，年齢，日常生活機能低下，プレドニゾロン（PSL）6mg以上の使用である[2,3]．RAの治療ではPSLはできる限り使用しないほうが望ましいが，ADL低下例で一時的に使用する場合，PSL 6mg以上を漠然と長期に使用することは避ける必要がある．また，高齢者RAでは若年者と比較して日常生活機能が悪化しやすく，早期からMTXやTNF阻害薬などの生物学的製剤により疾患活動性をコントロールし，日常生活機能低下を防ぐことが重要である．他に既存の肺疾患や糖尿病もリスクを高める．また，高齢者RAに対するTNF阻害薬使用はニューモシスチス肺炎のリスクが若年者より高く，既存の肺疾患，PSL 6mg以上の使用があるとさらにリスクが高くなる[4]．

2. その他の膠原病

高齢者でも比較的発症頻度が高く中等量から高用量のステロイド療法が必要となる疾患としては血管炎症候群，皮膚筋炎・多発性筋炎，悪性関節リウマチ，IgG4関連疾患などが挙げられる．高齢者では結核やウイルス感染の再活性化が問題となることから，ステロイド療法中は肺結核，肺外結核，サイトメガロウイルス感染症，帯状疱疹について定期フォローが必要である．また，ニューモシスチス肺炎，肺アスペルギルス症を含めた深在性真菌症，肺ノカルジア，非結核性抗酸菌症についても注意が必要である[5]．

C ステロイド療法中の感染症に対するモニタリングと感染症予防

高齢者にステロイド療法を施行する際には**表1**に示したようなリスクファクターを考慮しつつ，ステロイドの適応，用量を決定する．しかし高齢者で若年者と比較してどの程度用量を減

らすかについてはエビデンスはなく，経験的には若年者で使用する量の0.6〜0.8倍程度の量を使用し，末梢血リンパ球数と免疫グロブリン値をみながら，できるだけ早く減量する．ステロイド抵抗性が予想された場合は漫然とステロイドを継続しないで，免疫不全になる前に早期から有効な免疫抑制薬などの他の治療法を併用し，できるだけ早くステロイドを減量する必要がある．表2に治療中にモニタリングが有用な項目を挙げる．

中等量以上（0.4 mg/kg）のPSLの投与を1ヵ月以上継続すると，大部分の症例で末梢血中リンパ球やIgGが低下してくる．定期的にリンパ球数とIgGを測定し，リンパ球数1000以下，あるいはIgGが急速に低下してくる例や800以下まで低下するケースでは，前述した感染症合併に注意が必要である．中等量以上のPSLを高齢者に使用する場合はST合剤で予防投与を積極的に考慮する．特に，リンパ球やIgGの低下した症例，間質性肺炎等の既存の肺疾患を合併している例では必須と考える．腎機能正常例ではST合剤を1錠/日，腎機能低下例では当院では1錠の隔日投与を行っている．β-Dグルカンの定期的なフォローはニューモシスチス肺炎や真菌感染症の早期発見に有用である．前値から上昇傾向が認められる場合は血液ガス所見，画像的評価，痰のニューモシスチス・ジロベッチPCR，痰細胞診・培養による真菌の同定，アスペルギルス，クリプトコッカス抗原等を適宜確認する．サイトメガロウイルス感染症に対してはサイトメガロウイルスアンチゲネミアの測定が有用である．リンパ球やIgGが治療開始1ヵ月で低下してくるケースで測定すると，C10/C11で1/0程度認めることが多い．腸炎，網膜症，肺炎，肝炎などの臨床症状を認めなければ無治療で経過観察するが，臨床症状がない場合もC10/C11が経時的に増加する場合はガンシクロビルを体重，腎機能で補正して投与することを検討する．結核については，高齢者は過去に曝露された可能性が高いことを念頭に，結核の既往と家族等での結核発症の有無について問診を行い，画像上の陳旧性肺結核の評価，ツベルクリン反応を組み合わせて，イソニアジドを体重と腎機能を考慮しながら2〜3錠/日，6〜9ヵ月の予防投与を行うことを検討する．また，治療開始時に結核の再活性化のリスクが高そうな症例ではクォンティフェロン®（QFT）も測定しておく．治療開始前QFT陰性例でステロイド療法中に陽転化し結核再活性化を容易に診断できる場合がある．

D ステロイド性骨粗鬆症

詳細は他項参照．ガイドラインに従うと高齢者は大部分でビスホスホネート製剤の投与が必要になるが，高齢者は口腔内が不衛生な症例が多く，ステロイド療法中に感染症合併のフォーカスとなりそうな病巣は抜歯を含め，ステロイド開始前あるいは開始後早期に感染症のフォーカスとなり得る病変は治療を受けることが望ましい．ステロイド療法後に口腔内感染症を合併し抜歯などが必要となる場合は顎骨壊死に注意が必要となる．

E ステロイドサイコーシス，ステロイドミオパチー，ステロイド性浮腫

ステロイドサイコーシスは通常 PSL で 20 mg 以上を使用した際に問題となることが多い．高齢者では記憶障害を起こすリスクが高いことも報告されている．認知症のある高齢者では認知症悪化に注意が必要である．

ステロイドミオパチーについては他項参照．高齢者では長期臥床から筋肉の廃用性萎縮とステロイドミオパチーから治療開始後に ADL が低下しやすく，ADL 低下例は誤嚥性肺炎，尿路感染症，胆道感染症などを起こしやすくなり，悪循環に陥るリスクがある．

ステロイド性浮腫も高齢者で頻度が多い．入院中のベッド上主体の生活では目立たないが退院後に顕著に浮腫が出現することがある．浮腫で歩行困難となり ADL が低下したり，深部静脈血栓症を誘発したり，浮腫部位での皮膚感染症を誘発するなどが問題となることがある．浮腫を合併した場合ミネラルコルチコステロイド作用の少ないメチルプレドニゾロン（メドロール®）への変更で改善することがある．メチルプレドニゾロン 4 mg が PSL 5 mg 相当となる．スピロノラクトンアルやフロセミドなどの利尿薬の併用が有効な場合があるが，血管内ボリュームは低下していることが多く腎障害に注意が必要である．

表2 高齢者に対するステロイド療法中の対応

	チェック項目	具体的な予防対策
日和見感染症	リンパ球数 1000 未満, IgG 800 未満, リンパ球 400 未満, IgG 500 未満	β-D グルカンや CMV アンチゲネミアを測定. バクタ予防投与は必須. バクタが副作用で使用できなければベナンバックス吸入月1回. 日和見感染症合併につき厳重経過観察. IgG400 未満では補充も考慮. ステロイドの減量を早めることを検討.
結核	X 線や CT 所見 リンパ節腫脹 無菌性膿尿	肺結核, 肺外結核につき評価. 疑わしければツベルクリン反応, QFT 陽転化につき確認. 非結核性抗酸菌症も鑑別診断に入れる.
肺炎	嚥下機能 気道病変 副鼻腔炎 肺気腫 肺線維症	食事中のむせ込みがないか確認する. 疑わしい場合は嚥下機能を耳鼻科で評価してもらい, 誤嚥性肺炎のリスクが高いケースでは経口摂取の中止を検討. 気管支拡張症, 副鼻腔炎合併例では肺炎のリスクが高いと認識しエリスロマイシン少量投与施行. 既存の肺疾患がある場合や高齢者は肺炎球菌ワクチンの投与を積極的に検討.
糖尿病	昼, 夕食前, 眠前の血糖 尿糖	初期は朝食前の血糖は正常で夕食前から眠前の血糖が上昇. 高齢者では特に夜間低血糖に注意が必要. インスリン分泌能は保たれインスリン抵抗性が増すため, インスリン抵抗性改善薬とインスリン療法を基本とする.
骨折	骨密度 X-P 上の椎体圧迫骨折う歯, 残歯の感染等の口腔内感染	全例でビスホスホネート製剤の週1回投与を検討. 顎骨壊死のリスクを考慮しステロイド投与前あるいは投与後早期に必要な歯科治療は行っておく.
ADL 低下	ステロイドミオパチー ステロイド性浮腫	早期のリハビリテーション開始. 看護師のサポートでトイレ歩行は可能な限り継続させる. 浮腫の出現時はメチルプレドニゾロンの使用.

ワンポイントアドバイス

膠原病の診断は，鑑別診断を行うために主治医は大きな労力を要し，ステロイド療法開始時に**表1**で示したようなポイントについての評価が抜けやすくなる．またステロイド関連の合併症は治療開始後病状が安定した頃に発症することがあり，**表2**に示したポイントについても注意していただきたい．

文 献

1) Gavazzi G, Krause KH：Ageing and infection. Lancet Infect Dis 2：659-666, 2002
2) Wolfe F, et al：Treatment for rheumatoid arthritis and the risk of hospitalization for pneumonia：associations with prednisone, disease-modifying antirheumatic drugs, and anti-tumor necrosis factor therapy. Arthritis Rheum 54：628, 2006
3) Schneeweiss S, et al：Anti-tumor necrosis factor alpha therapy and the risk of serious bacterial infections in elderly patients with rheumatoid arthritis. Arthritis Rheum 56：1754, 2007
4) Harigai M, et al：Pneumocystis pneumonia associated with infliximab in Japan. N Engl J Med 357：1874, 2007
5) Marie I, Hachulla E, Chérin P, et al：Opportunistic infections in polymyositis and dermatomyositis. Arthritis Rheum 53：155-165, 2005

第4章

ステロイドの副作用に対するリスクマネジメント

第4章
1 ステロイド骨粗鬆症

田中良哉

summary

- 合成グルココルチコイド（ステロイド）による骨代謝異常症，ステロイド骨粗鬆症は最多の副作用で約25%を占める．
- ステロイドは，骨量と骨質を減衰して骨粗鬆化を促進し，高い脆弱性骨折率を招く．
- ビスホスホネートはステロイド骨粗鬆症において骨密度を改善し，骨折発生率を抑える．
- ステロイドを3ヵ月以上使用する症例，高齢者や脆弱性骨折既往例では，一次予防が推奨される．
- ビスホスホネートはステロイド骨粗鬆症に対する一次予防効果を有する．

1. 原因

合成グルココルチコイド（ステロイド）は，強力な抗炎症作用と免疫抑制作用を有し，膠原病，呼吸器疾患，アレルギー疾患，腎疾患，血液疾患，移植後拒絶反応などの治療に汎用される．わが国では，約100万人がステロイドを3ヵ月以上使用するとされるが，ステロイドは，糖，脂質，骨などの代謝異常を生じ，長期使用は，骨粗鬆症，易感染性，粥状動脈硬化，寿命短縮などを引き起こす．ことに，ステロイドによる骨代謝異常症，すなわちステロイド骨粗鬆症は，ステロイドの副作用の1/4を占める骨代謝異常症で，少量のステロイドでも必発し，それによる脆弱性骨折の頻度は高く，QOLを著しく低下させる．

副腎皮質ホルモン（コルチゾール）は生体内で産生され，グルココルチコイド受容体(GR)に結合して生理機能を発揮する．ステロイド薬もGRに結合し，核内に移行したGRはAP-1やNF-κBなどの転写制御を介して薬理作用を発揮する．生体内

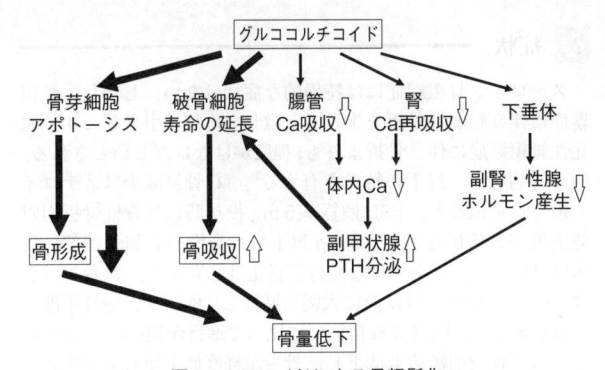

```
                    グルココルチコイド
         ┌──────┬──────┬──────┬──────┐
    骨芽細胞  破骨細胞  腸管    腎     下垂体
    アポトーシス 寿命の延長 Ca吸収⇓ Ca再吸収⇓
                         │       │      │
                        体内Ca⇓   │   副腎・性腺⇓
                         │       │   ホルモン産生
                        副甲状腺⇑
                        PTH分泌
         │       │                       │
       骨形成⇓  骨吸収⇑                    │
         └──────┴──────┬──────┴──────────┘
                      骨量低下
```

図1 ステロイドによる骨粗鬆化
ステロイドは,骨芽細胞を抑制し,破骨細胞を活性化することにより骨代謝異常,ステロイド骨粗鬆症を引き起こす.

ではプレドニゾロン(PSL)換算2〜2.5 mgのコルチゾールが産生されるが,生理量以上のステロイドを投与すると,GRE領域を介して糖・脂質・骨などの代謝異常を引き起こす[1].厳密には,体外から薬剤として投与した際,PSL換算で1 mgでも代謝異常による副作用を生じる.

一方,骨組織の恒常性は,内分泌系などの調節を介して破骨細胞による骨基質吸収,骨芽細胞による骨形成の連鎖的反復(骨代謝回転)によって維持される.しかし,閉経や加齢に伴うエストロゲン欠乏,あるいは,ステロイド投与や関節リウマチなどの慢性炎症は,骨代謝平衡の破綻を介して骨量と骨質を変化させ,骨脆弱性が亢進した骨代謝異常症,すなわち骨粗鬆症を生じる.骨粗鬆症は,原発性骨粗鬆症と続発性骨粗鬆症に二分される.後者は多彩な原因によって二次的に生じ,最多の要因はステロイドによるものである.ステロイドは,骨芽細胞のアポトーシスを増強して骨形成を阻害する.また,破骨細胞の寿命を延長させると同時に,腸管カルシウム吸収,腎カルシウム再吸収,下垂体ホルモン産生の低下などにより二次性副甲状腺機能亢進を介して破骨細胞の成熟・活性化をもたらす.すなわち,骨芽細胞を抑制し,破骨細胞を活性化することにより骨代謝異常,ステロイド骨粗鬆症を引き起こす(図1)[2].

2. 症状

ステロイド骨粗鬆症には特異的な症状はない．しかし，骨粗鬆症に伴う脆弱性骨折を生じると激しい疼痛を引き起こす．原発性骨粗鬆症に伴う骨折よりも，程度がはなはだしいとされる．臨床的病態は，以下の特徴を有する[2]．① 骨量減少はステロイド投与量に依存し，PSL 換算 7.5 mg 投与時には脊椎骨折相対危険度が 5 倍になるが，5 mg 以下でも脊椎や大腿骨頸部の骨密度は低下し，安全域はなく骨粗鬆化は必発する．② 骨量減少は，投与後 3～6ヵ月以内に大幅に進行し，椎体や大腿骨頸部で進行が顕著で，閉経後骨粗鬆症に比べて進行が速い．③ 骨量のみならず骨微細構造も低下し，骨量が軽度低下でも脆弱性骨折を伴う症例，骨折後に初めて骨粗鬆症が診断される症例も少なくない．また，海綿骨の骨梁幅の低下に加え，皮質骨の厚みも減少し，肋骨などの骨膜面の広い骨でも骨量は減少する．④ BMI 低値，疾患活動性，高齢，臥床，機能障害，閉経，臓器障害などの要因により骨粗鬆化が助長される．

3. 診断

ステロイド骨粗鬆症の診断には，診断基準よりも管理と予防のための治療介入指針が使用される．2001 年，アメリカリウマチ学会はステロイド骨粗鬆症の予防と治療のための勧告を発表した．ステロイドを服用するすべての症例に対して，喫煙や過剰なアルコール摂取などの骨粗鬆症の危険因子となる生活習慣の改善，荷重運動を指導し，ビタミン D やカルシウムのサプリメントとしての補充を推奨している．そのうえで，PSL 換算 5 mg 以上を 3ヵ月以上使用する症例では，骨密度が T スコアで <－1 ならばビスホスホネートで一次予防し，骨密度が正常でも 6～12ヵ月ごとに反復測定することを勧告している．さらに，『2010 ステロイド骨粗鬆症の予防と治療の ACR リコメンデーション』が公表された[3]．多様な状況に応じて，エビデンスに基づく薬剤等による予防と治療のための管理基準が詳細にまとめられている．今後，日本骨代謝学会の当該委員会からも，これらを基にわが国のガイドラインが提唱される予定となっている．

2012 年現在，日本骨代謝学会では，ステロイドを 3ヵ月以上使用中か使用予定の患者で，① 既存骨折があるか，治療中の新規骨折がある，②① がなくても骨密度が若年成人平均値（YAM）の 80%未満，③①② がなくても PSL 5 mg/日以上使

```
┌─────────────────────────────────────┐
│ 経口ステロイドを3ヵ月以上使用中あるいは使用予定 │
└─────────────────────────────────────┘
                  ⇩
┌─────────────────────────────────────┐
│    既存骨折，または治療中の新規骨折      │
└─────────────────────────────────────┘
        NO ⇩                    ┃ YES
┌───────────────────┐            ┃
│  L2-L4腰椎の％YAM  │            ┃
└───────────────────┘            ┃
    ≧80 ⇩        <80            ┃
┌──────────────┐                 ┃
│プレドニゾロン使用│                 ┃
└──────────────┘                 ┃
 <5 mg/日 ⇩    ▼ ≧5 mg/日       ┃
┌──────────────┐ ┌─────────────────┐
│経過観察(6ヵ月～1年ごとに│ │  一般的指導と治療    │
│定期的な骨塩定量やX線) │ │第一選択薬としてビスホスホネート│
└──────────────┘ └─────────────────┘
```

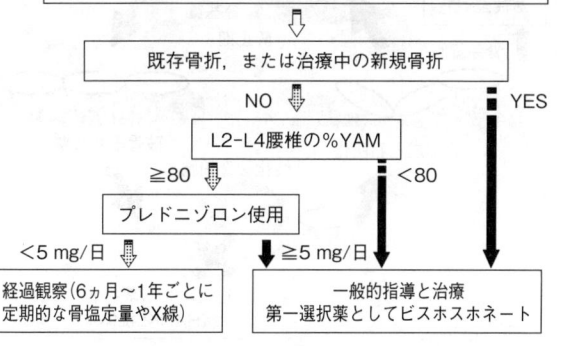

図2 ステロイド骨粗鬆症の管理と治療のガイドライン
(Nawata H, et al：J Bone Miner Metab 23：105-109, 2005 より引用改変)

用の際には，治療の必要性を喚起している（**図2**）[4]．薬剤としては，ビスホスホネートが第一選択薬で，活性型ビタミン D_3，および，ビタミンKが第二選択薬である．また，PSL 5 mg/日以下でも，半年～1年ごとに骨密度と胸腰椎X線撮影を定期的に施行し経過観察すべきとしている．治療効果は，腰痛や身長低下などの脆弱性骨折の可能性を示唆する病歴の問診，腰椎などのX線，腰椎や大腿骨頸部の骨密度，骨代謝マーカーを半年～1年に一度経時的に経過観察することにより判定できる．

4. 治療

ステロイド骨粗鬆症の治療は，一般的指導と薬物療法の2本立てで行う．喫煙や過剰なアルコール摂取などの骨粗鬆症の危険因子となる生活習慣の改善，薬剤の正しい理解，ビタミンDやカルシウムのサプリメントとしての補充，普段からの運動や歩行の習慣の励行，荷重運動，転倒予防，脊椎骨折の際の歩行時のコルセットの着用などの患者指導が基本となる．

骨粗鬆症の内科的治療として，骨芽細胞の活性化，および，破骨細胞による骨吸収を阻害する方法がある（**図3**）．ビスホスホネートは，破骨細胞を標的とした骨吸収阻害を主作用とし，骨粗鬆症に対するエビデンスが明確である．ビスホスホネートは，ステロイド骨粗鬆症に対しても，腰椎，大腿骨頸部の骨量改善と脊椎圧迫骨折の発生抑制効果を有する．わが国では，ア

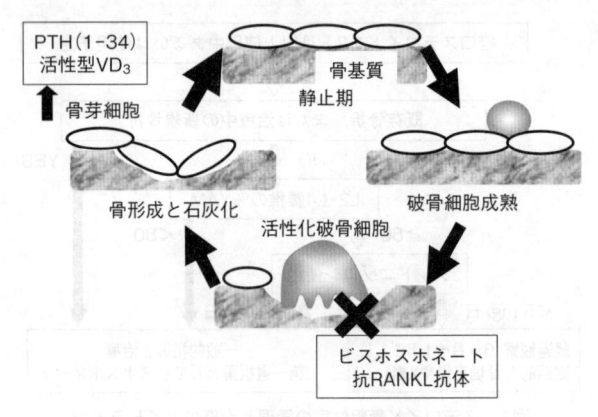

図3 骨粗鬆症とその制御

レンドロネート（ボナロン®，フォサマック®）35 mg，リセドロネート（アクトネル®，ベネット®）17.5 mgなどを週1回起床時に内服する．

アレンドロネートは，PSL換算7.5 mg以上服用患者に対して，2年後の腰椎，大腿骨頸部骨密度を有意に増加させ，尿中NTxなどの骨吸収指標を2/3に抑制し，脊椎圧迫骨折発生頻度を最高1/10まで減少させる[5]．リセドロネートも，ビタミンD製剤とカルシウム製剤服用をプラセボ群とした場合，骨密度，骨吸収マーカーを有意に改善し，脊椎圧迫骨折を約70%減少させる．なお，ビスホスホネートによる顎骨壊死症が問題視されるが，多くは注射大量使用の場合であり，骨粗鬆症の治療量では因果関係はなく，過剰反応すべきではない．また，破骨細胞の成熟に必須であるRANKLを標的としたヒト化抗体デノスマブも，臨床試験で骨粗鬆症に対して奏効し，ステロイド骨粗鬆症への有効性も示唆されている．

骨形成の促進に関しては，欧米では，骨量保持を目的としてビタミンDやカルシウムのサプリメントとしての補充が推奨される．わが国では，アルファカルシドールなどの活性型ビタミンD_3製剤が汎用される．活性型ビタミンD_3は，腸管でのカルシウム吸収亢進，尿細管でのカルシウム排泄抑制，副甲状腺ホルモンに対する骨芽細胞の反応性誘導などの作用を有し，腰椎骨密度の維持，骨折率の減少に有効とされる．

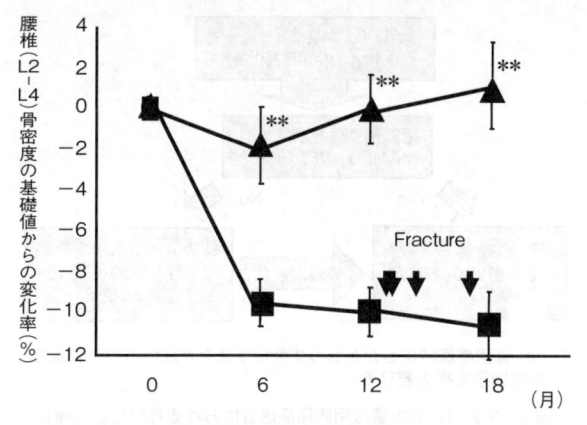

図4 ステロイド骨粗鬆症に対するビスホスホネートによる予防効果

ステロイド大量療法を施行する膠原病初発症例に対し，アルファカルシドール単独とビスホスホネート併用群に分け，ステロイド大量療法と同時に薬剤投与を開始した．
＊＊p＜0.01
(Okada Y, et al：J Rheumatol 35：2249-2254, 2008 より引用改変)

また，PTH は，間欠投与により強力な同化作用を発揮する．PTH（1-34）テリパラチドは，骨芽細胞による骨形成の促進，骨組織のミネラル化，骨組織の材質の改善を介して，短期間内に骨量と骨質の双方を回復させる．PSL 5 mg を 3 ヵ月以上服用した 428 症例のステロイド骨粗鬆症患者に対して，テリパラチド 20 μg の連日皮下注群とアレンドロネート 10 mg の連日内服群に分けて二重盲検試験が施行された．18 ヵ月後の腰椎 BMD の改善率，骨折率ともに，テリパラチド群はアレンドロネート群に比して有意に優勢であった．テリパラチドの長期安全性は未確立であるが，骨芽細胞のアポトーシスを一次的な病態とするステロイド骨粗鬆症に対しては，使用方法を限定すればきわめて高い有効性が期待できる．

ビスホスホネートはステロイドによる骨粗鬆化の予防にも効果的である．de Nijs らは，PSL 7.5 mg 以上投与するリウマチ性疾患 200 例に，ステロイド開始 12 週以内にアルファカルシドールまたはアレンドロネートを投与し，18 ヵ月後に腰椎骨密

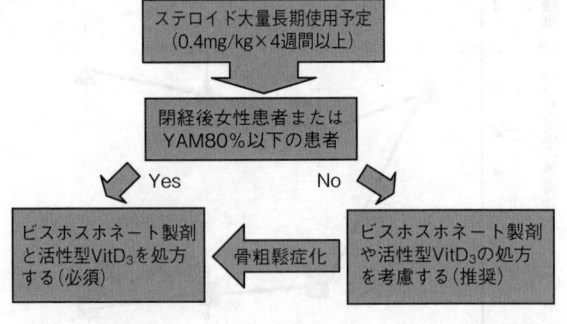

```
┌─────────────────────────┐
│ ステロイド大量長期使用予定 │
│ (0.4mg/kg×4週間以上)    │
└───────────┬─────────────┘
            ↓
┌─────────────────────────┐
│  閉経後女性患者または     │
│  YAM80％以下の患者       │
└──┬──────────────────┬───┘
   Yes              No
   ↓                   ↓
┌──────────────┐    ┌──────────────┐
│ビスホスホネート製剤│←骨粗鬆症化─│ビスホスホネート製剤│
│と活性型VitD₃を処方│            │や活性型VitD₃の処方│
│する(必須)        │            │を考慮する(推奨)    │
└──────────────┘    └──────────────┘
```

(注)骨密度保持にもかかわらず骨折リスクが高いので,骨折の危険因子を極力避ける.

図5 ステロイド大量服用膠原病患者における骨粗鬆症治療における骨折予防のためのガイドライン

ステロイド大量療法(0.4 mg/kg 以上)を4週間以上使用する際,閉経後女性または骨密度が YAM の 80％未満であれば,ビスホスホネートと活性型ビタミン D₃ を必須とし,そうでない患者でもこれらの処方を推奨すると同時に,骨粗鬆化が進めば治療が必須である.
(2008年3月 厚生労働省 免疫疾患の既存治療法の評価とその合併症に関する研究,主任研究者 田中良哉,委員長 熊谷俊一)

度,骨折・変形ともに,アレンドロネート併用群はアルファカルシドール群よりも有意に優勢であった.

当科でも,膠原病患者でステロイド大量療法と同時にビスホスホネートを開始し,アルファカルシドール単独では半年後に腰椎骨密度は10％低下したが,ビスホスホネート併用群では骨密度低下を有意に改善し,アレンドロネート併用群では骨折発生を制御できた(**図4**)[5].また,アレンドロネートの投与により,デオキシピリジノリン値の上昇が抑制でき,ステロイドによる骨吸収過剰や高骨代謝回転が抑えられることが示された.さらに,骨折した症例では,ステロイド使用前から腰椎の骨密度が低く,ステロイド使用後急激に骨密度が低下していた.以上から,ステロイドによる骨粗鬆化と脆弱性骨折も,ビスホスホネートにより予防可能であり,特に,骨密度が低い症例では注意するべきことが示された.

さらに,熊谷らは厚生労働省班研究(主任研究者田中良哉)

において，ステロイド大量療法（0.4 mg/kg 以上）を4週間以上使用する際，閉経後女性または骨密度が YAM の 80% 未満であれば，ビスホスホネートと活性型ビタミン D_3 を必須とし，そうでない患者でもこれらの処方を推奨し，骨粗鬆化が進めば治療が必須となるとする指針を報告した（**図5**）．

以上，ステロイドによる骨粗鬆症は高頻度で，それによる脆弱性骨折は長期的 QOL を損なう．しかし，ステロイド骨粗鬆症に対する医師の認識は不十分で，ステロイド治療のピットフォールであると同時に，処方されたステロイドにより生じた副作用でもあり，骨折防止や治療にあたる責務がある．骨粗鬆症に限らず，ステロイドは少量でも多様な副作用を生じることは明確で，副作用は決して軽視すべきでない．わが国では，関節リウマチをはじめステロイドが本来は不要な疾患に対してあまりにも軽率に使用されており，内科医によるステロイドの慎重な適応決定，適正使用を促していく必要があると思われる．

ワンポイントアドバイス

ステロイドによる骨代謝異常症（ステロイド骨粗鬆症）は最多の副作用である．早期診断，生活指導，ビスホスホネートなどの薬剤による治療，一次予防などの適切な管理が必要である．

文献

1) de Bosscher K, Vanden Berghe W, Haegeman G : The interplay between the glucocorticoid receptor and nuclear factor-κB or activator protein-1 : molecular mechanisms for gene repression. Endocr Rev 24 : 488-522, 2003
2) Soen S, Tanaka Y : Glucocorticoid-induced osteoporosis : skeletal manifestations of glucocorticoid and 2004 Japanese Society for Bone and Mineral Research-proposed guideline for its management. Mod Rheumatol 15 : 163-168, 2005
3) Grossman JM, Gordon R, Ranganath VK, et al : American College of Rheumatology 2010 recommendations for the prevention and treatment of glucocorticoid-induced osteoporosis. Arthritis Care Res (Hoboken) 62 : 1515-1526, 2010
4) Nawata H, Soen S, Takayanagi R, et al : The Subcommittee to Study Diagnostic Criteria for Glucocorticoid-Induced Osteopo-

rosis. Guidelines on the management and treatment of glucocorticoid-induced osteoporosis of the Japanese Society for Bone and Mineral Research (2004). J Bone Miner Metab **23** : 105-109, 2005

5) Okada Y, Nawata M, Nakayamada S, et al : Commencing use of alendronate protects premenopausal women from bone loss and fracture associated with high-dose glucocorticoid therapy. J Rheumatol **35** : 2249-2254, 2008

第4章 2 ステロイド潰瘍

木下芳一, 門脇 円

summary

- 生理量のステロイドが潰瘍の発症リスクとなることはないが, 薬理量のステロイドの使用は発症リスクとなる.
- ステロイドの総使用量が多い, アスピリン・NSAIDsの併用, 高齢者, 喫煙, 潰瘍の既往, 悪性疾患の存在はステロイド潰瘍の発症リスクを高める.
- 治療はプロトンポンプ阻害薬の使用が中心となる.

1. 原因

胃・十二指腸潰瘍は, *Helicobacter pylori* の感染が原因の70〜80%を占め, 残りのほとんどはアスピリンや非ステロイド性抗炎症薬 non-steroidal anti-inflammatory drugs (NSAIDs) の内服である. すなわちステロイドの使用に伴う消化性潰瘍は決して多いものではないが, ステロイド使用例は NSAIDs を併用していることも多く, ステロイドと NSAIDs の併用下では潰瘍の発症リスクが著しく高まることが知られている.

生理量のステロイドの存在は潰瘍の形成を抑制する方向に働く. 副腎皮質の機能を実験的に低下させた動物に, 潰瘍を発症するような負荷(ストレスや NSAIDs の投与)を加えると, 正常動物より潰瘍が形成されやすい. 一方, この動物に生理量のステロイドを補充すると潰瘍が形成されにくくなる(**表1**). 一方, 大量のステロイドを使用した場合には状況が違ってくる. 薬理量のステロイドを投与すると, 胃粘膜でのプロスタグランジン E_2 (PGE_2) の産生が低下してしまうことがわかっている. PGE_2は胃粘膜への血流の維持, 粘膜上皮からの粘液や重炭酸の分泌に関与しており, 胃粘膜防御能の重要なレギュレーターとなっている. このため薬理量のステロイドを使用するとPGE_2の減少を介して胃粘膜の胃酸に対する防御能が低下した

表1 ステロイドと潰瘍

生理量のステロイド	⟶	潰瘍発症を予防
薬理量のステロイド	⟶	潰瘍発症のリスク因子

```
        薬理量のステロイド
              ↓
   胃粘膜でのPGE₂の産生低下
              ↓
┌─────┬─────┬─────┬─────┬─────┐
│胃酸分泌│粘液産生│重炭酸産生│上皮細胞増殖│VEGF産生│
│ 亢進 │ 低下 │ 低下 │ 抑制 │ 低下 │
└─────┴─────┴─────┴─────┴─────┘
                                    ↓
                                血管新生減少
     ↓                              ↓
  潰瘍の形成促進              潰瘍の治療遅延
              ↓
      潰瘍の発症リスクの増加
```

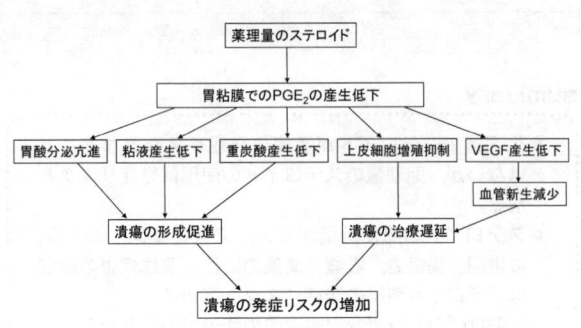

図1 ステロイドによる潰瘍発症の機序（説）

状態となる．また PGE_2 は，胃粘膜の壁細胞や enterochromaffin-like（ECL）細胞上に存在している PGE の EP_3 受容体を介して胃酸分泌を抑制しているため PGE_2 の減少は一定の条件下では胃酸分泌を亢進させてしまうことにもなる．さらに PGE_2 の減少は胃粘膜上皮細胞の増殖能を低下させるとともに，vascular endothelial growth factor（VEGF）の産生低下を介して粘膜上皮や再生粘膜下の新生血管の形成が抑制され，潰瘍の治癒が遷延する（**図1**)[1]．

このように，薬理量のステロイド使用下では，胃粘膜の防御能の低下，胃酸分泌の亢進のために潰瘍が形成されやすくなるとともに，一度形成されてしまった潰瘍の治癒が遅延することとなり，潰瘍発症リスクが高まるものと考えられる．

2. 症状

胃・十二指腸潰瘍患者は，心窩部痛，胃重感，嘔気，嘔吐，食欲低下，背部痛，むねやけなどの腹部症状と，潰瘍からの出血に起因する貧血症状（立ちくらみ，全身倦怠感など），さらに黒色便や吐血などの症状を呈する場合がある．ただし，ステロイド潰瘍例において症状の出現頻度がどれぐらいであるか，また，他の成因の潰瘍とは異なったステロイド潰瘍に特徴的な症

表2 ステロイド潰瘍を有する例の症状

心窩部痛
胃重感
嘔気，嘔吐
食欲低下
背部痛
むねやけ
貧血症状（立ちくらみ，全身倦怠感）
黒色便
吐血　など

状があるか否かについて十分な検討は行われていない（**表2**）．

アスピリンやNSAIDsが原因で発症する潰瘍では，これらの薬剤による胃粘膜でのPGE_2の低下というステロイド潰瘍と共通した特徴が存在する．アスピリンやNSAIDs潰瘍では，自覚症状が乏しく心窩部痛を訴える例の頻度が低く，反対に潰瘍からの出血が主症状となる例が多いことがわかっている．発症機序に一部共通点を有するステロイド潰瘍を発症した例がNSAIDs，アスピリン潰瘍と同様の特徴を有するか否かについては今後の検討が必要であるが，自覚症状が乏しい可能性については常に考慮しておくことが重要であろうと考えられる．

3. 診断

薬理量のステロイドを用いたステロイド単独療法では潰瘍の発症リスクが非使用例に比べて2倍程度に上昇する[2,3]．低用量アスピリンを内服している患者では3倍程度，NSAIDsを使用している例では5倍程度上昇するため，ステロイド使用に伴う潰瘍発症リスクはそれほど大きなものではない．ただし，60歳以上の高齢者，喫煙者，ステロイドの総使用量が多い例，胃・十二指腸潰瘍の既往歴を有する例，進行した悪性疾患が存在する場合，そして，NSAIDsを併用している例では潰瘍発症リスクがさらに大きくなる．一方，*Helicobacter pylori* 感染陽性例では反対に潰瘍発症リスクが低下すると報告されている．

そこで，ステロイド使用中の例で，*Helicobacter pylori* 感染陰性，喫煙者，60歳以上の高齢者，NSAIDsやアスピリン使用者では，潰瘍発症の高リスク群と考えて注意する必要がある（**表3**）．来院時に上腹部症状の有無，症状の変化に関して十分な問

表3 ステロイド潰瘍の発症リスクを高める因子

アスピリン・NSAIDsの併用
高齢者
喫煙
潰瘍の既往
ステロイドの総使用量が多い
悪性疾患の存在

診を行うことは当然であるが,患者にはステロイド使用に伴う潰瘍発症のリスクについて十分に説明し,腹部症状や貧血症状が出現した場合,または症状に何らかの変化があった場合には,ただちに医療機関を受診するように説明をしておく.症状が軽微な場合もあるため,出血合併症を見落とさないように黒色便の有無については必ず毎回問診をすることが必要である.ステロイドとNSAIDsを併用している例の潰瘍の出血合併症の発症リスクは,非使用例の9倍であるといわれている[4].

上腹部症状の出現や上腹部症状に変化があれば,症状が心窩部痛とは異なる場合でも,潰瘍の発症を疑う.貧血症状が出現した場合や黒色便がある場合にも潰瘍合併症の存在を疑って,原則,上部消化管の内視鏡検査を行う.上部消化管の内視鏡検査を行えば,胃・十二指腸潰瘍を確実に診断できるとともに出血合併症が存在する場合には,これに対して内視鏡的な止血を行うことが可能である.胃の硫酸バリウムを用いたX線造影検査が行われることは今ではほとんどない.

4. 治療

ステロイド使用中の患者に潰瘍ができ,合併症の1つとして穿孔が起こった場合には,ステロイド非使用例と比べて30日以内の死亡率が2倍以上高くなることが知られている[5].したがって,ステロイド潰瘍は,発症した後に治療を行うことも重要であるが,発症させないように予防的な対策をとっておくことのほうがより重要である.

予防投薬の有効性に関してのヒトでの十分なエビデンスはないが,動物実験においてはステロイドによる潰瘍の発症をプロスタグランジンの投与によって抑制できると報告されている.このため,ミソプロストールなどのプロスタグランジン製剤の投薬は有効である可能性がある.また,ステロイドの投与は胃

酸分泌を亢進させ攻撃因子を増強させるため、胃酸分泌抑制薬の投与もステロイド潰瘍やその合併症の予防に有効であろうと考えられている。ただしプロトンポンプ阻害薬（PPI）は、現在低用量アスピリンやNSAIDsを使用中の例に潰瘍の再発予防を目的としてその使用が保険制度上認められているが、ステロイドによる潰瘍の発症を予防する目的でその使用が保険制度上認められている薬剤は残念ながら存在していない。

ステロイド潰瘍の治療薬として、十分なエビデンスをもって推奨されうる薬剤はない。ところがステロイド潰瘍の発症に関係すると考えられている胃酸分泌亢進、PGE_2の産生低下による粘膜防御能の低下、潰瘍の治癒の遅延はNSAIDsによる潰瘍の発症機序と共通している部分が多い。NSAIDsによって形成された潰瘍の治療にはPPIによる強力な胃酸分泌抑制療法やミソプロストールを投与することによって胃粘膜にプロスタグランジンを供給する治療が有効であることが示されている。このため、ステロイド潰瘍に対してもこれらの治療を試みることが多い。ただし、ミソプロストールは10％以上の例で腹痛や下痢の副作用があり、また妊娠可能年齢の女性には使用しづらいためPPIのほうが好んで使用されている。

ワンポイントアドバイス

ステロイドの使用に伴う潰瘍の発症リスクは2.0倍程度と高くはないが、高齢者、NSAIDsやアスピリンとの併用例、潰瘍の既往歴を有する例などではリスクが高くなるため潰瘍発症の予防対策を行う。潰瘍を疑う場合には内視鏡検査を行って診断を確定するとともに、PPIを用いた治療を行うことが望ましいと考えられる。

文献

1) Luo JC, Shin VY, Liu ES, et al：Dexamethasone delays ulcer healing by inhibition of angiogenesis in rat stomachs. Eur J Pharmacol 485：275-281, 2004
2) Messer J, Reitman D, Sacks HS, et al：Association of adrenocorticosteroid therapy and peptic-ulcer disease. N Engl J Med 309：21-24, 1983
3) Piper JM, Ray WA, Daugherty JR, et al：Corticosteroid use and

peptic ulcer disease : role of nonsteroidal anti-inflammatory drugs. Ann Intern Med 114 : 735-740, 1991
4) Weil J, Langman MJ, Wainwright P, et al : Peptic ulcer bleeding : accessory risk factors and interactions with non-steroidal anti-inflammatory drugs. Gut 46 : 27-31, 2000
5) Christensen S, Riis A, Nørgaard M, et al : Perforated peptic ulcer : use of pre-admission oral glucocorticoids and 30-day mortality. Aliment Pharmacol Ther 23 : 45-52, 2006

第4章
3 ステロイド誘発性筋萎縮

岩本雅弘

summary

- ステロイド誘発性筋萎縮は副腎皮質ステロイドの全身投与で生じる.
- ほとんどのステロイド誘発性筋萎縮は慢性緩徐進行型である.
- 下肢近位筋の疼痛・筋力低下が診断の端緒となる.
- 治療は副腎皮質ステロイドの減量である.

1. 原因

副腎皮質ステロイドの全身投与によって生じる骨格筋障害である.

2. 症状

ステロイド誘発性筋萎縮（ステロイドミオパチー, ステロイド筋症, ステロイド誘発性筋症）の病態には急性と慢性の2型が知られている[1,2]（**表1**）.

a. 急性型

頻度はまれで, 比較的大量の副腎皮質ステロイドを短期間使用後に発症し, 全身の筋力低下と筋萎縮を生じる.

b. 慢性型

頻度は多く, 副腎皮質ステロイドの全身投与後, 緩徐に発症する. 病初期には下肢近位筋に筋力低下が出現する. 経過中, 筋力低下は上肢より下肢に強い[3,4]. 階段昇降の困難さや椅子からの立ち上がりがたさといった筋力低下が主たる症状であるが, 筋痛を伴うことも多い. Cushing（クッシング）症候群の身体的特徴や骨粗鬆症を随伴する. 性別では女性に多い. 顔面や口腔咽頭の骨格筋は障害されない. 40 mg/日以上または30日以上のプレドニゾンの使用は発症リスクを高めると考えられている.

表1 ステロイド誘発性筋萎縮の特徴

	急性型	慢性型
発症様式	副腎皮質ステロイド使用早期,急激	慢性,緩徐
障害筋の分布	近位筋,遠位筋,呼吸筋,顔面筋	近位筋
血清 CK, AST 上昇	+	−/±
血清 LD 上昇	+	±/+
尿中クレアチン排泄増加	+	+
障害筋線維	I, IIA, IIB	IIB

3. 診断

a. 急性型

血清クレアチンキナーゼ (CK) が上昇することが多いが正常の場合も報告されている．筋生検では一部または全体に筋壊死所見がある．

b. 慢性型

血清 CK 値は正常または軽度上昇する．ミオグロビン尿はない．筋生検でIIB線維（白筋/速筋）の萎縮が特徴的である[1,2,3]．血清 LD (LDH) は上昇する[5]．尿中クレアチン排泄が増加する[3]．血清 LD (LDH) 分画ではI型またはII型の増加が特徴である[5]．

4. 治療

a. 急性型・慢性型

副腎皮質ステロイドの減量が基本である．

b. 慢性型

フッ素化ステロイドは非フッ素化ステロイドへ変更する[3,4]．筋力の回復には数ヵ月を必要とする．低用量から中用量のプレドニゾンを使用している症例では身体活動の増加は筋力の回復に役立つ．

ワンポイントアドバイス

副腎皮質ステロイド使用中に筋痛や筋力低下（階段昇降の困難など）が出現した場合，積極的にステロイド誘発性筋萎縮の発症を疑う．

文 献

1) Kanda F, Okuda S, Matsushita T, et al：Steroid myopathy：pathogenesis and effects of growth hormone and insulin-like growth factor-I administration. Horm Res 56(suppl 1)：24-28, 2001
2) Dekhuizen PNR, Decramer M：Steroid-induced myopathy and its significance to respiratory disease：a known disease rediscovered. Eur Respir J 5：997-1003, 1992
3) Mandel S：Steroid myopathy：insidious cause of muscle weakness. Postgrad Med 72：207-210, 213-215, 1982
4) Askari A, Vignos PJ Jr, Moskowitz RW：Steroid myopathy in connective tissue disease. Am J Med 61：485-492, 1976
5) Kanayama Y, Shiota K, Horiguchi T, et al：Correlation between steroid myopathy and serum lactic dehydrogenase in systemic lupus erythematosus. Arch Intern Med 141：1176-1179, 1981

第4章
4 ステロイド誘発高血圧

石上友章, 梅村 敏

summary

- グルココルチコイド glucocorticoids（GCs）は，今日もっとも重要かつ，もっとも頻繁に使用される抗炎症薬である．
- GCs の持っている望ましい抗炎症作用は，主に遺伝子転写抑制作用によってもたらされると考えられるようになってきている．
- GCs の心血管系に対する副作用の1つに，高血圧症の発症がある．
- 高血圧症の発症は，複数の要因が関与しているが，腎臓尿細管におけるナトリウム再吸収の亢進が重要である．

1. 原因

グルココルチコイド glucocorticoids（GCs）の治療効果は，この50年来知られているが，その薬理作用の分子メカニズムが明らかにされてきたのは，この10〜15年ほどである．GCs の生物学的効果は，GC 受容体（glucocorticoid receptor：GR）を介して発揮される．その結果生じる生物学的効果は，大きく ①抗炎症，免疫抑制作用（anti-inflammatory/immunosuppressive），②代謝性作用（metabolic），③中毒性作用（toxic）の3種類に分けられる．抗炎症，免疫抑制作用には，白血球の circulation/migration や，リンホカイン産生の抑制など特定の機能制御によって発揮される．こうした抗炎症，免疫抑制作用は，いわば"望ましい（desired）"薬理作用といえるが，②，③に挙げた作用は，一般的には"望ましくない（undesired）"薬理作用であり，副作用といえる．GCs の作用は，2つの異なる核内受容体である GR とミネラルコルチコイド受容体 mineralcorticoid receptor（MR）によって発揮される．MR は GR に比

A. GRによるトランス活性化 (transactivation)　B. GRによるトランス不活化 (transrepression)　C. GRによるトランス不活化 (transrepression)

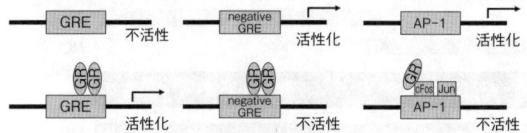

図1　GR作用の分子メカニズム

A．トランス活性化（transactivation）：リガンドにより活性化されたGRのホモ二量体は，GC感受性遺伝子のプロモーター領域にある，GRE（グルココルチコイド応答領域）と結合することで，遺伝子転写が誘導される．

B．トランス不活化（transrepression）：リガンドにより活性化されたGRのホモ二量体がnegative GREと結合することにより，TATA box binding protein（TBT）などの結合が阻害され，遺伝子転写が阻害される（osteocalcin，POMC遺伝子）．

C．トランス不活化（transrepression）：リガンドにより活性化されたGRが，他の転写因子（AP-1のcFosサブユニット，NF-κBのp65サブユニット）と結合することで，これらの転写因子による遺伝子転写が阻害される．

A，Bは蛋白-DNA結合であるのに対して，Cが蛋白-蛋白結合であることに注意が必要である．

(Schäcke H, et al：Pharmacol Ther **96**：23-43, 2002より改変引用)

べて，より高い親和性をもって，GCsと結合する．GRはほとんどすべての臓器の細胞に発現しているが，MRは腎臓，大腸，唾液腺の上皮細胞や，非上皮性細胞では，中枢神経系，心臓に限局して発現している．

GRはリガンド依存性転写因子である．リガンドと結合しない状態では，分子シャペロンとしてHSP-90, p60/Hop, HSP-70, HSP-40といったheat shock proteinと結合し分子複合体を形成して細胞質にとどまっている．GRがリガンドであるGCsと結合すると，この複合体が分離し，受容体は核内へ移行する．核内では，ホモ二量体を形成し，GC応答性遺伝子のプロモーター領域の制御エレメントに結合し，遺伝子転写調節を行う．この，GRを介するGCsの細胞作用は，3種類に分けられる（**図1**）[1]．GCsのanti-inflammatory actionはCあるいはBのtransrepressionを介して発揮すると考えられている．

ステロイド誘発高血圧は，全身血管抵抗（systemic vascular resistance）の上昇と細胞外液量（extracellular volume）の増

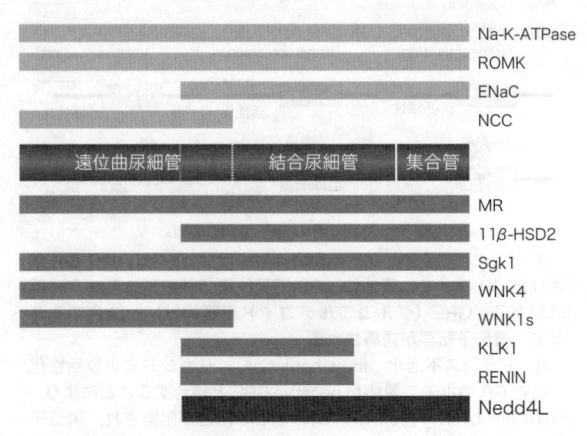

図2 ネフロンに発現しているイオントランスポーターおよび調節因子

(Meneton P, et al：Am J Physiol Renal Physiol 287：F593-601, 2004 より改変引用)

加,心収縮力(cardiac contactility)の増強といった複合的なメカニズムによってもたらされる.内因性のGCsの分泌が亢進するCushing(クッシング)症候群では,高率に高血圧症を合併することが知られており,二次性高血圧症の代表的疾患の1つである.ステロイド誘発高血圧は,主にGCsのGRを介する作用だけでなく,MRを介する作用によってもたらされると考えられている.GRを介する作用には,アンジオテンシノーゲンや,α_1受容体の発現増加を介した昇圧機構の関与も考えられている.

ネフロンの遠位部を構成する遠位尿細管(late DCT)〜結合尿細管(CNT)〜皮質集合管(CCD)〜集合管(CD)は,管腔側にアミロライド感受性上皮性ナトリウムチャネル(ENaC)が発現しており,尿細管上皮細胞内にMRと11β-HSD2が発現していることから,内分泌因子であるアルドステロンの作用を受ける.このネフロンを総称して,アルドステロン感受性遠位ネフロン(ASDN)という(**図2**)[2].ENaCは,そのloss of function, gain of functionが,それぞれ遺伝性の低血圧(I型偽性アルドステロン症：PHA1)および高血圧[Liddle(リドル)症候群]を起こすことからもわかるように,ヒトの体液調節に

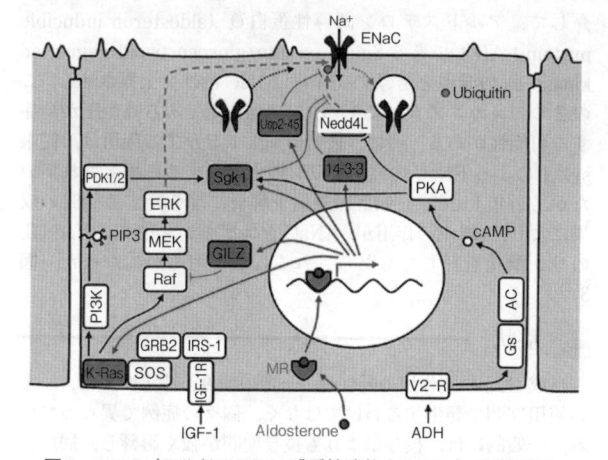

図3 ASDN（アルドステロン感受性遠位ネフロン）上皮細胞におけるアルドステロン他の因子によるENaC制御のメカニズム

(Verrey F, et al：Kidney Int 73：691-696, 2008 より改変引用)

重要な役割を果たしている．Liddle症候群では，β，γENaCに共通するC末端のアミノ酸配列（PYモチーフ）に遺伝子変異が起こることで，高血圧症が発症することが判明した．PYモチーフには，ユビキチン化酵素であるNedd4LのWWドメインが結合する．生理的には，この結合を介して，Nedd4Lによって，ENaCのN末端側のリジン残基のユビキチン化が触媒される．ENaCの活性の制御は，ユビキチン化の他に，リン酸化や，CAP（channel activating protease）であるfurinなどによる細胞外ドメインの切断が知られているが，Liddle症候群のように，ユビキチン化の障害は，ヒトに非代償性のナトリウム再吸収亢進状態を引き起こす．このことから，Nedd4LによるENaCのユビキチン化と，それに続くdegradationがENaC活性制御に決定的な役割を果たしていることが示唆される．

ステロイド誘発高血圧の発症メカニズムの一部である細胞外液の貯留は，このASDNのENaCを介するナトリウム再吸収が亢進することでもたらされると考えられている．GCsは，GRを介して，ENaC遺伝子のプロモーター領域に存在するGREと結合することで，ENaCの転写を活性化する一方で，MRを

介して，アルドステロン誘導性蛋白質（aldosteron inducible protein：AIP）である Sgk 1（serum/glucocorticoid-regulated kinase 1）の発現を誘導する結果，ENaC 活性を上昇させる．この２つのメカニズムにより，GCs の副作用である高血圧が発症する可能性がある．特に，後者の sgk 1 を介する作用は，従来 sgk 1 による ENaC の直接のリン酸化を介する作用とされていたが，近年 Liddle 症候群の遺伝子解析に端を発する研究の成果により，sgk 1 の作用が，ENaC をユビキチン化する Nedd4L のリン酸化を介してもたらされることが明らかになった（**図 3**）[3]．

2. 症状

合成 GCs の副作用の発症は，一定の頻度，特定の臓器，一定の使用期間で発生するわけではなく，個々の症例で異なっている．一般的には，投与量よりも投与期間が強く影響し，局所投与よりも全身投与に副作用が発生しやすいといわれている．その重症度も，単に美容上の問題，毛細血管拡張（teleangiectasia）や多毛症（hypertrichosis）にすぎないものから，重篤で致死的なもの，消化管出血（gastric hemorrhage）まで，多彩である．副作用の典型的な組み合わせは，Cushing 症候群にみることができる．Cushing 症候群では，満月様顔貌（moon face），野牛肩（buffalo hump），中心性肥満（central obesity），多毛症（hirsutism），骨粗鬆症（osteoporosis），成長遅延（growth retardation），耐糖能異常（glucose intolerance），および高血圧（hypertension）が認められる（**表1**）．

3. 診断

ステロイド治療中は，心拍，脈拍，血圧などバイタルサインの測定を頻回に行う．体重の変化，前脛骨部浮腫・眼瞼浮腫など体液量の増加を示唆する所見の早期発見に努める．ステロイド誘発高血圧の日内変動などは不明な点が多いが，外来通院患者では家庭血圧計を活用することが勧められる．診断基準は，本態性高血圧症に準じる．

4. 治療

ステロイド誘発高血圧は，まれではない．典型的な Cushing 症候群を呈さず，本態性高血圧症同様に症状に乏しいため，放置すれば，重篤な脳出血や，致死的な心血管合併症を併発する

表1 GCsによる副作用

皮膚

萎縮（atrophy），赤色皮膚線条（striae rubrae distensae）
創傷治癒の遷延（delayed wound healing）
ステロイド痤瘡（steroid acne）
紅斑（erythema），毛細血管拡張（teleangiectasia）
点状出血（petechia），多毛症（hypertrichosis）

筋骨格系

筋萎縮（muscle atrophy），ミオパチー（myopathy）
骨粗鬆症（osteoporosis）
骨壊死（bone necrosis）

眼

緑内障（glaucoma），白内障（cataract）

中枢神経系

気分変調，行動異常，記憶障害，認知障害
ステロイド精神病（steroid psychosis）
ステロイド依存（steroid dependence），脳萎縮

電解質，代謝，内分泌系

Cushing症候群，糖尿病，副腎萎縮，成長遅延，
性腺機能低下症，思春期遅延，Na貯留とK喪失

心血管系

高血圧，脂質異常症，血栓症，血管炎

免疫系

易感染性（例：カンジダ症）
ウイルス感染の再燃（例：サイトメガロウイルス感染）

消化管

消化管出血，膵炎

(Schäcke H, Döcke WD, Asadullah K：Mechanisms involved in the side effects of glucocorticoids. Pharmacol Ther 96：23-43, 2002より改変引用)

可能性がある．したがって，高血圧が発症した場合は，GCsの減量，中止が必要であるが，原疾患の病状により不可能な場合も多い．その場合は，適切な降圧薬を使用する．単剤で降圧で

きない場合は，複数を併用し，速やかな降圧を達成する必要がある．使用する降圧薬としては，カルシウム拮抗薬，ACE阻害薬，アンジオテンシン受容体阻害薬，β遮断薬，利尿薬が勧められる（JSH2009）．GCsの薬理作用の分子メカニズムの理解からは，**図1**[1]のAのtransactivationを介するメカニズムを選択的に欠いたGCsが合成されれば，副作用の軽減が達成しうるのではないかと考えられている．strong transrepression活性を持ったうえで，low transactivation profileである合成GCsが望ましい．

ワンポイントアドバイス

GCsの持っている望ましい抗炎症作用は，主に遺伝子転写抑制作用によってもたらされると考えられるようになってきている．GCsの心血管系に対する副作用の1つに，高血圧症の発症がある．高血圧症の発症は，複数の要因が関与しているが，腎臓尿細管におけるナトリウム再吸収の亢進が重要である．ステロイドの減量，中止が不可能な場合が多く，その場合は速やかに適切な降圧薬を使用することが勧められる．

文 献

1) Schäcke H, Döcke WD, Asadullah K：Mechanisms involved in the side effects of glucocorticoids. Pharmacol Ther 96：23-43, 2002
2) Meneton P, Loffing J, Warnock DG：Sodium and potassium handling by the aldosterone-sensitive distal nephron：the pivotal role of the distal and connecting tubule. Am J Physiol Renal Physiol 287：F593-601, 2004
3) Verrey F, Fakitsas P, Adam G, et al：Early transcriptional control of ENaC (de)ubiquitilation by aldosterone. Kidney Int 73：691-696, 2008

第4章
5 ステロイド誘発感染症

小池竜司

summary

- ステロイド誘発感染症の頻度・重症度は,患者背景や基礎疾患によって異なり,一律ではない.
- ステロイド誘発感染症のリスクは,一般に用量と投与期間に相関して上昇する.
- ステロイド誘発感染症の病原体は,一般的な感染症の内訳と大差はない.
- ステロイド誘発感染症の診療は,通常の感染症の場合以上に感染症診療の原則に則って進めるべきである.

1. 原因

ステロイド誘発感染症は,ステロイド自体の作用と,ステロイド治療を必要とする原疾患が主に関与する.さらに併用される治療などのさまざまな付随的要因に大きく影響を受ける.

a. ステロイドによる宿主抵抗力低下

ステロイドは免疫応答に対して抑制性に作用するが,その作用点は多岐にわたる.その対象はリンパ球などの免疫担当細胞だけでなく,皮膚や粘膜といった物理的バリアも含まれる.また自然免疫応答,獲得免疫応答の双方を抑制し,抗原非特異的な炎症反応と抗原特異的免疫応答がともに障害される.

自然免疫応答の抑制による抗炎症効果は,病原体排除を遅延させ感染症治癒を遷延させる原因となる.獲得免疫応答に対するステロイドの影響としてもっとも大きいのは,細胞性免疫に対する関与である.ステロイド投与に伴って血流中のTリンパ球は急速に減少し,機能が低下する.Tリンパ球が制御する細胞性免疫能の低下は,長期的に獲得免疫能全般の低下につながる.

b. 患者背景やステロイド用量との関連

ステロイド投与に伴う感染症誘発のリスクや重症度は,患者

背景や基礎疾患・合併症・投与量・投与期間・併用薬剤によって異なる[1]. ステロイドの用量・投与期間に依存して感染症リスクは上昇し, 他の免疫抑制治療の併用や, 原疾患自体が易感染性をもたらす場合にも上昇する.

背景疾患の異なる臨床研究結果を総括したメタ解析では, ステロイド投与患者は対照群と比較して, 感染症合併のリスクにおいて1.6倍の相対危険度と報告されている[2]. 危険度は疾患によって異なり, 神経疾患で高い傾向があった. また, この検討ではプレドニゾロン (PSL) 換算で 10 mg/日ないし総量 700 mg 未満においては, 有意な危険度上昇を認めなかった. また他の複数の研究や経験からは, 21 日以内の投与であれば感染症リスクは最低限にとどまるとされている[1].

ステロイドが慢性投与される代表的疾患である全身性エリテマトーデス (SLE) では PSL 換算 10 mg/日未満での感染リスクは 1.5 倍にとどまるのに対して, 40 mg/日を超えると 8 倍になるとの報告がある[3]. 関節リウマチでは大規模データベースの解析により, ステロイドの併用が用量依存的に肺炎による入院のリスク増加と相関したと報告されている[4].

c. ステロイド誘発感染症の原因病原体

ステロイドを投与中に発生する感染症は, 多彩な病原体が原因となる. 病原体の特徴や感染症の重症度などは, 患者背景や基礎疾患に依存する部分が大きく, 明確な特徴はない. これまでの調査研究や経験では, ステロイド投与中の感染症病原体の内訳は一般的な頻度と同様に化膿性細菌が最多であり, 腸内細菌・細胞内寄生細菌がそれに次ぐ. ただし, 日和見病原体による感染症も健常者よりは頻繁にみられ, 時には非常にまれな病原体による感染症も合併しうる (**表 1**).

ステロイド誘発感染症に特異な原因病原体としては, 結核および他の抗酸菌, ニューモシスチス, 水痘帯状疱疹ウイルスおよびその他のヘルペス属ウイルスが重要である.

結核はわが国で蔓延率が高く, 感染既往を有する患者が多いことから, ステロイド治療に伴う再燃患者が多く, しばしば肺外結核や粟粒結核などの重症型もみられる. そのため特にわが国では, ステロイド治療開始時において結核リスクを適切に評価し, 注意深く経過を追跡する必要がある. ハイリスクと評価される患者では, イソニアジドなどによる化学予防を考慮する.

ニューモシスチスは, 後天性免疫不全症候群 (AIDS) の指標疾患として知られる重篤な肺炎 (ニューモシスチス肺炎:PCP,

表1 ステロイド誘発感染症の原因病原体（日本の場合）

- **全体として頻度が高い**
  - 化膿性細菌
    Streptococcus, Staphylococcus
  - 細胞内寄生細菌
    Salmonella など（日本では Listeria, Legionella はまれ）
  - 腸内細菌・グラム陰性桿菌
  - 帯状疱疹（水痘帯状疱疹ウイルス）
  - 皮膚粘膜真菌症（Candida, 白癬など）

- **多くはないがしばしば問題となる**
  - 結核および非結核性抗酸菌
  - Pneumocystis jiroveci（ニューモシスチス肺炎）
  - Cryptococcus neoformans（肺炎, 髄膜脳炎）
  - Aspergillus（肺炎）
  - Cytomegalovirus（肺炎, 腸炎, 網膜炎など）

- **まれだが時に問題となる**
  - Nocardia asteroides（肺炎など）
  - 放線菌症（肺など）
  - 単純疱疹ウイルス（脳炎など）
  - Epstein-Barr virus（慢性活動性感染や関連リンパ増殖疾患など）

*米国では Histoplasma, Coccidioides などが重要だが、日本では原則として存在しない.
*頻度や重症度は患者背景や基礎病態による差が大きく、ここで示すリストは主にリウマチ性疾患に対するステロイド慢性投与状態を反映するものである.

旧名カリニ肺炎）の原因となる. 従来は診断が難しく, 頻度も低いと認識されていたが, 近年では疾患の認知度上昇とさまざまな診断ツールの出現により, 積極的に診断される傾向にある. 時にステロイドの少量長期投与においても合併例が散見され, 重要なステロイド誘発感染症の1つである.

ヘルペスウイルス感染症のうち帯状疱疹は合併頻度が高く, 重症化や全身播種のリスクも高いため, 常に念頭に置く必要がある. 同属の単純疱疹・サイトメガロウイルス・EBウイルスによる感染症の頻度は高くないが, 時に難治化や重症化がみられる.

2. 症状

ステロイド誘発感染症に特異的な症状や臨床所見は存在しない．ただしステロイドは感染症リスクを上昇させるだけでなく，臨床症状の表現形にも大きく影響する．すなわちステロイドは原因にかかわらず炎症応答を抑制するため，自他覚症状を軽症化する．感染症による発熱もステロイド投与によって一時的に解熱し，疼痛や腫脹も軽減する．患者の状態を評価する場合はこの点を十分に認識し，発症時にはごく軽微な症状や一時的な変化にも注意を向け慎重に経過観察を行う．感染症治療開始後は，状態改善が原疾患に対するステロイド投与の影響である可能性を考慮し，治療効果を盲信しないで注意深く追跡すべきである．

3. 診断

ステロイド誘発感染症の診療は特殊なものではなく，感染症診療の原則により忠実に基づき，以下の点を明確に意識して進める．

a. 感染症の正確な診断

経過中の発熱や CRP 上昇を即感染症と診断し，「とりあえず」抗菌薬治療を開始することは適切ではない．ステロイド投与患者の感染症リスクと早期対応の認識は重要であるが，不十分なアセスメントに基づいた初期抗菌薬治療で期待した効果が得られなかった場合には，以後の治療アプローチをさらに難解なものにしてしまう．患者の変化が感染症を示唆するのか，他の原因によるのかを十分アセスメントする．

b. 感染巣の特定

一般診療と同じく，ステロイド投与中においても肺炎はもっとも頻度が高く重要である．またステロイド慢性投与患者の特徴として，皮膚粘膜バリアの破綻による感染症のリスクが高い点がある．感染巣の特定は，エンピリックな治療開始の際の戦略決定根拠でもあり必須である．どうしても特定できない場合には暫定的に推定して以後の診療を進める．

c. 病原体アプローチの積極的実施

治療開始時に病原体を特定することは難しいが，エンピリックな治療を開始する際には並行して可能な限り病原体特定を試み，初期治療の失敗に備える必要がある．治療開始後の追加実施では検出感度が下がり検出時期もさらに遅れることとなる．

また，病原体アプローチの実施にあたっては，検体や臓器の特性の理解が必要である．特に血液や穿刺液などの生理的に無菌な検体は陽性結果の病的意義が大きく，診断に有用である．エンピリックな抗菌薬の開始時に感染巣が特定できない場合も，血液培養のみを最低限実施しておくことなどを心がける．

4. 治療

ステロイド誘発感染症においても，治療は通常の感染症と同様であるが，重症化や難治化に慎重に備えることが望ましい．細菌感染症に対するわが国の抗菌薬承認用量は欧米と比較して少なく設定されており，重篤な場合には十分量を投与するよう考慮すべきである．処方例を下記に示す．

> **例** ABPC/SBT（血中半減期約1時間）
> 日本の承認用量 6gを2回に分けて静注
> （＝3gを12時間ごと）
> 欧米の標準用量 1.5〜3gを6時間ごとに静注

その一方でカルバペネムなどの広域抗菌薬は，あらゆる菌に対して抗菌力が最強なわけではない．また各薬剤の薬物動態や薬力学をよく理解し，効果を最大限に発揮するために，血中濃度モニタリングも積極的に導入する．

抗真菌薬や抗ウイルス薬の必要性や緊急性に関しては，患者背景や状態に依存するところが大きい．患者ごとの免疫状態や感染の既往歴などから，リスクや可能性を十分評価したうえで治療を考慮する．

a．免疫再構築症候群

免疫不全患者の感染症に対して有効な抗菌薬治療が行われているにもかかわらず，免疫能の回復に伴い感染症増悪を思わせる症候の悪化や新規出現を認めることがあり，これを免疫再構築症候群と呼ぶ．特に結核を合併したAIDS患者において，多剤併用抗レトロウイルス療法の開始後に結核増悪が起こるケースから認識が深まった．結核以外のさまざまな感染症に対して，またステロイド慢性投与患者においても，同様の病態が報告されている．

主な症状が感染症の増悪所見と類似していることから，感染症治療の成否の判断に混乱を生じさせる原因となり，まずこのような病態の存在を認識することが重要である．治療は対症療

法が中心で，ステロイドの追加投与や免疫抑制治療を要する場合もあるが，抗菌薬に対する過敏反応ではなく抗菌薬治療は並行して継続すべきである．また最大限に病原体診断を行い，抗菌薬感受性などの確実な情報を入手しておくことで，感染症診断と治療の根拠を確実にすることも重要である．

b．ステロイドの管理

感染症合併は生体へのストレスであり，生理的なステロイド必要量は増加している．感染症を合併した慢性投与患者のステロイドを減量ないし中止することは，急性副腎不全を誘発する．通常は，感染症治療を適切に行いつつ，ステロイドを継続する．

ステロイドを高用量投与している場合で，原疾患が管理できているのであれば減量をやや早めることも考慮する．これは，現時点の感染症の治療ではなく，次回以降のエピソードを減らすことを期待するものである．一般的に，経過中に感染症を起こした易感染患者は反復感染や感染全般への罹患リスクが高い．

ステロイドの少量慢性投与患者では，ステロイドの内因性分泌反応が低下し，重篤なストレス下では相対的副腎不全状態に至っている可能性がある．重症感染症ではACTH負荷試験で副腎分泌能を評価し，低反応者には補充投与を勧める報告もある[5]．

ワンポイントアドバイス

ステロイド誘発感染症は，通常みられる感染症の増加と診療プロセスの複雑化を意味し，診療にあたっては本来の感染症診療の原則を忠実に順守すべきである．また，各患者のリスクを事前に十分に評価し把握することが重要である．

文 献

1) Klein NC, Go CH, Cunha BA：Infections associated with steroid use. Infect Dis Clin North Am 15：423-432, 2001
2) Stuck AE, Minder CE, Frey FJ：Risk of infectious complications in patients taking glucocorticosteroids. Rev Infect Dis 11：954-963, 1989
3) Ginzler E, Diamond H, Kaplan D, et al：Computer analysis of

factors influencing frequency of infection in systemic lupus erythematosus. Arthritis Rheum 21：37-44, 1978
4) Wolfe F, Caplan L, Michaud K：Treatment for rheumatoid arthritis and the risk of hospitalization for pneumonia：associations with prednisone, disease-modifying antirheumatic drugs, and anti-tumor necrosis factor therapy. Arthritis Rheum 54：628-634, 2006
5) Russel JA：Management of sepsis. N Engl J Med 355：1699-1713, 2006

第4章
6 ステロイド誘発脂質異常症

草鹿育代，長坂昌一郎

summary

- グルココルチコイドは肝臓での VLDL 産生を増加させる．
- グルココルチコイドは LPL 合成を促進する．
- グルココルチコイドは LDL を増加させる．
- グルココルチコイドは HDL を増加させる．

1. 原因

グルココルチコイド受容体は生体内に広く分布するが，脂質代謝への影響という点では，特に肝臓と脂肪組織への作用が重要である．グルココルチコイドは，肝臓では，トリグリセライド（中性脂肪）合成酵素であるホスファチジン酸ホスフォヒドロラーゼ活性を亢進させ，また分解酵素であるアシル CoA デヒドロゲナーゼを抑制する（図1）．これらの作用により，グルココルチコイドは VLDL 産生を増加させる．また，脂肪酸合成の律速酵素であるアセチル CoA カルボキシラーゼの活性を亢進させ，アセチル CoA からの脂肪酸合成を増加させる．

脂肪細胞においては，インスリン存在下にリポ蛋白リパーゼ（LPL）mRNA を高めて，LPL 合成を促進する．ストレスホルモンであるカテコラミン，グルカゴン，ACTH などはホルモン感受性リパーゼ（HSL）を活性化し，トリグリセライドの分解を促進し，遊離脂肪酸とグリセロールを血中に放出させる．グルココルチコイドには HSL の作用を間接的に高める効果がある（permissive effect）．

グルココルチコイドは LDL も増加させるが，その機序としては VLDL 産生増加に伴う間接的な影響と，肝臓での LDL レセプターの活性の低下による LDL 異化の低下，HMG-CoA 還元酵素活性の亢進も関与する．

またグルココルチコイドは，HDL 産生も増加させる．VLDL

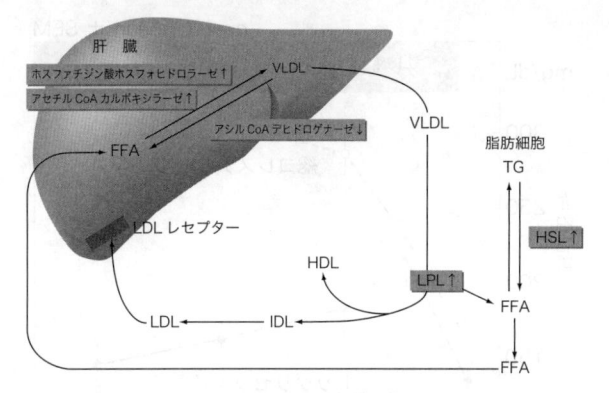

図1 グルココルチコイドの脂質代謝に対する作用
FFA：遊離脂肪酸
LPL：リポ蛋白リパーゼ
HSL：ホルモン感受性リパーゼ

のトリグリセライドが LPL によって加水分解され減少していく過程でリン脂質が相対的に増加し，それが HDL と癒合してHDL 産生を高めているとされる．

2. 症状

ステロイド誘発脂質異常症には，通常は特に症状はない．原発性脂質異常症の病態を悪化させることがあり，その場合にはアキレス腱肥厚や黄色腫（家族性高コレステロール血症），発疹性黄色腫（高カイロミクロン血症）などがみられることがある．

3. 診断

ステロイド治療中の患者では，まず投与前に総（ないし LDL）コレステロール，HDL コレステロール，トリグリセライドを測定し，脂質代謝異常の有無を把握する．治療中は定期的に採血し，脂質の変化を確認する．必要に応じてリポ蛋白分画を測定する．

グルココルチコイド投与により，表現型としては主にⅡa，Ⅱb，Ⅳ型の脂質異常症をきたすことが多い．リポ蛋白分析では，VLDL と LDL の増加が認められるが，HDL の増加も認められる．

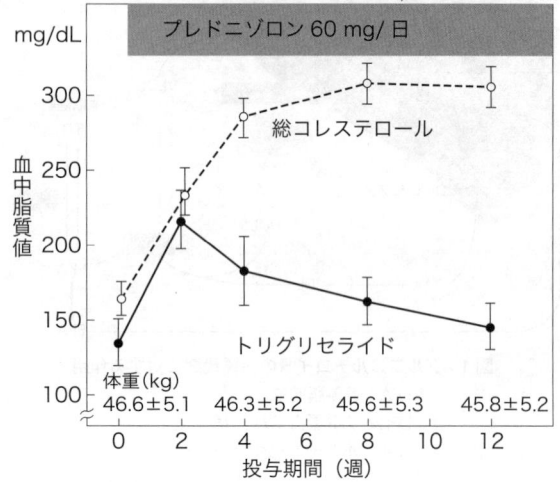

図2 膠原病患者にプレドニゾロンを投与した時の血中脂質の変動
(白井厚治,他:最新医学 39:1532-1537,1984)

膠原病の患者にプレドニゾロン (PSL) (60 mg/日) を投与した際の総コレステロール,トリグリセライドの推移[1]をみると,2週目にすでに血中総コレステロール,トリグリセライドはともに上昇していた.それ以降は,総コレステロールはさらに上昇し,6～8週でプラトーに達したが,トリグリセライドはむしろ低下していった(**図2**)[1].PSLの投与量と脂質の関係をみると,用量依存性に総コレステロール,トリグリセライドともに増加が認められていた(**図3**)[1].

4.治療

ステロイド誘発脂質異常症の治療法は,原発性脂質異常症の治療と本質的な違いはない.ステロイド投与が終了すれば脂質異常症は改善しうるが,ステロイド治療を中止できない場合には,脂質異常症の治療も継続する必要がある.

a.食事・運動療法

日本動脈硬化学会のリスク区分別管理目標値(**表1**)[2]に該当

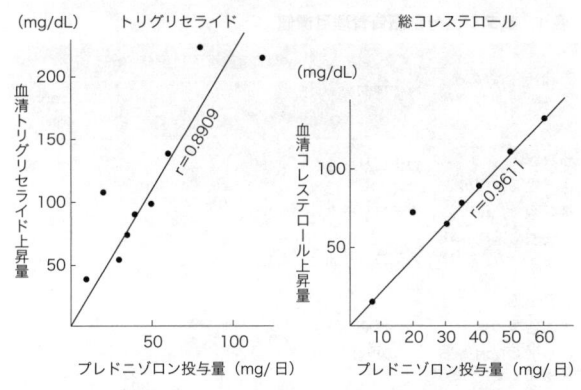

図3 膠原病患者のプレドニゾロン投与量と脂質上昇量との関係
(白井厚治, 他：最新医学 39：1532-1537, 1984)

する場合, 食事療法, 運動療法を開始する. ステロイドには食欲亢進作用があるため, 過食を防止する必要がある. 原則として, 1日30 kcal/kg標準体重のエネルギー制限を行い, 肥満がある場合は減量させることが重要である.

b. 脂質異常症治療薬

生活習慣の改善で脂質異常症が改善されない場合には, 原発性脂質異常症と同様に治療薬の投与を検討する.

脂質異常症の病態により治療薬の選択を行うが, 一般的にはLDL高値のコントロールを優先し, LDL低下作用の強いHMG-CoA還元酵素阻害薬（スタチン）が選択される場合が多い. VLDL上昇が目立ちLDL上昇が軽度の場合には, フィブラート系薬剤も適応となる. また原発性脂質異常症と同様に, コレステロール吸収抑制作用のある陰イオン交換樹脂（レジン）, 小腸コレステロール輸送体阻害薬（エゼチミブ）, その他プロブコールなども使用できる. 実際のステロイド誘発脂質異常症患者に, HMG-CoA還元酵素阻害薬であるシンバスタチンを投与した際の脂質の変動が報告されている[3]. ステロイド治療経過により投与量維持群と減量群の2群に分けて検討すると, 投与量維持群では, 総コレステロールで約20%, LDLコレステロールで約30%の低下がみられ, また減量群では総コレステロールで約40%, LDLコレステロールで約50%の低下がみ

表1 リスク区分別脂質管理目標値

治療方針の原則	管理区分	脂質管理目標値 (mg/dL)			
		LDL-C	HDL-C	TG	non HDL-C
一次予防 まず生活習慣の改善を行った後、薬物療法の適用を考慮する	カテゴリーⅠ	<160	≥40	<150	<190
	カテゴリーⅡ	<140			<170
	カテゴリーⅢ	<120			<150
二次予防 生活習慣の是正とともに薬物治療を考慮する	冠動脈疾患の既往	<100			<130

- 家族性高コレステロール血症についてはガイドラインの別章を参照のこと．
- 高齢者（75歳以上）についてはガイドラインの別章を参照のこと．
- 若年者などで絶対リスクが低い場合は相対リスクチャートを活用し，生活習慣の改善の動機づけを行うと同時に絶対リスクの推移を注意深く観察する．
- これらの値はあくまでも到達努力目標値である．
- LDL-C は 20～30％の低下を目標とすることも考慮する．
- non HDL-C の管理目標は，高 TG 血症の場合に LDL-C の管理目標を達成したのちの二次目標である．TG が 400 mg/dL 以上および食後採血の場合は，non HDL-C を用いる．
- いずれのカテゴリーにおいても管理目標達成の基本はあくまでも生活習慣の改善である．
- カテゴリーⅠにおける薬物療法の適用を考慮する LDL-C の基準は 180 mg/dL 以上とする．

[日本動脈硬化学会（編）：動脈硬化性疾患予防ガイドライン 2012 年版，日本動脈硬化学会，2012]

られた．トリグリセライドも，両群で有意に改善した．LDL 上昇の程度が強い場合や，冠動脈疾患の既往のある二次予防の症例では，ストロングスタチンが用いられることが多い．ステロイド誘発脂質異常症患者のスタチンへの反応性は，通常の原発性脂質異常症患者と大差を認めない．

ステロイド投与による副作用として無菌性骨壊死が問題となっており，その病態に血液凝固能の亢進，脂肪塞栓の関与が

考えられている．ウサギにメチルプレドニゾロンを投与した検討では，無菌性骨壊死を発症した群で，総コレステロール，トリグリセライド，遊離脂肪酸が有意に増加していたことが報告されている[4]．ステロイド誘発脂質異常症を治療することによって，無菌性骨壊死を予防できる可能性が示唆されている．

ワンポイントアドバイス

ステロイド誘発脂質異常症では，主にⅡa，Ⅱb，Ⅳ型の表現型をきたすことが多い．ステロイド投与患者では定期的に脂質を測定し，患者カテゴリー別管理目標値を参考に，食事・運動療法，必要であれば薬物療法を開始する．通常はまずLDL高値の治療を優先する．

文献

1) 白井厚治，鏡味正勝，森 聖二郎，他：ステロイドの生化学的メカニズム 脂質代謝に及ぼす作用．最新医学 39：1532-1537，1984
2) 日本動脈硬化学会（編）：動脈硬化性疾患予防ガイドライン 2012年度版，日本動脈硬化学会，2012
3) 小池隆夫，藤咲 淳，竹田 剛，他：長期ステロイド治療患者に併発する二次性高コレステロール血症に対するリポバス錠の有用性の検討．基礎と臨床 28：4281-4288，1994
4) Kabata T, Kubo T, Matsumoto T, et al：Onset of steroid-induced osteonecrosis in rabbits and its relationship to hyperlipaemia and increased free fatty acids. Rheumatology 44：1233-1237, 2005

第4章
7 ステロイド白内障・緑内障

酒井 勉

summary

- ステロイド白内障はステロイドの局所および全身投与により発症する．
- ステロイド白内障は可逆性の場合があり，ステロイド投与時の眼科の定期的診察が必要である．
- ステロイド緑内障とは長期のステロイド局所および全身投与により眼圧が上昇し，視神経障害を呈することである．
- ステロイド緑内障と診断されれば，まずステロイドの投与を中止する．中止後も眼圧下降が得られなければ，手術が必要となる．

1. ステロイド白内障

a．原因

ステロイドの局所および全身投与により発症する[1,2]．ステロイドが水晶体上皮細胞に作用し，細胞接着異常や Na-K-ATPase ポンプ機能障害などを誘発し，白内障が発症すると考えられているが，詳細は不明である．

b．症状

霧視（かすみ），羞明感（まぶしさ），視力低下

c．診断

眼科での散瞳下細隙灯顕微鏡検査

d．治療

薬物治療による有効性は確立されていない．白内障による視機能障害が強ければ，まず，ステロイドの投与を中止し，経過観察とする．ステロイド投与中止後も視機能障害が改善しない場合，またステロイド投与を中止できない場合には，手術となる．手術時の留意点として，長期のステロイド投与による術後感染・創傷治癒遅延がある．

> **ワンポイントアドバイス**
>
> 全身投与の場合,プレドニゾロン換算で 10〜15 mg を 1〜4 年間投与した群で 11%,4 年以上で 57%,15 mg 以上では 1〜4 年間投与した群で 78%,4 年以上で 83%との報告がある[1,2].

2. ステロイド緑内障

a. 原因

ステロイドの局所および全身投与により眼圧が上昇することがある[3].ステロイドにより眼圧が上昇する機序に関しては明確な結論には至っていない.しかし,ステロイド緑内障の患者では線維柱帯に細胞外マトリックスの異常蓄積がみられることから,ステロイドが線維柱帯細胞にさまざまな影響を与え,細胞外器質変化や形態変化を誘導し,房水流出抵抗を増大させるのではないかと考えられている.

b. 症状

緑内障初期では自覚症状に乏しいが,進行すれば視力低下,視野異常,霧視,眼痛が生じる.

c. 診断

眼科での細隙灯顕微鏡検査,眼圧測定,視野検査,眼底三次元画像解析検査

d. 治療

ステロイドによる眼圧上昇を疑った場合には,まずステロイドの投与を中止する.中止ができない場合は,点眼であれば低力価のステロイドに変更し,内服であれば減量を考慮する.トリアムシノロンの局所投与後の極端な眼圧上昇であれば外科的に除去することも考える.トリアムシノロン投与時,若年者,緑内障,糖尿病などの危険因子がある場合には,術後眼圧上昇の危険性について術前に十分説明しておく必要がある.

薬物治療に関しては,開放隅角緑内障の治療と同様である.一般的には,まず,点眼薬による眼圧下降を行う.点眼薬の使用にかかわらず眼圧が下降しない場合には,レーザー線維柱帯形成術を考慮する.観血的手術を選択する場合には,線維柱帯切開術が第一選択となる.

ワンポイントアドバイス

一般に,局所投与のほうが全身投与より起こりやすい.ステロイド点眼による眼圧上昇はステロイドの力価,濃度,点眼回数に依存する.眼圧の上昇は,約2週間でみられることが多い.

文 献

1) 坂本泰二,樋田哲夫,田野保雄,他:眼科領域におけるトリアムシノロン使用状況全国調査結果.日眼会誌 111:936-945, 2007
2) West SK, Valmadrid CT:Epidemiology of risk factor for age-related cataract. Surv Ophthalmol 39:323-334, 1995
3) Yamamoto Y, Komatsu T, Koura Y, et al:Intraocular pressure elevation after intravitreal or posterior sub-Tenon triamcinolone acetonide injection. Can J Ophthalmol 43:42-47, 2008

索　引

●和文

あ

悪性関節リウマチ　35,60
悪性リンパ腫　113,115,116
アザチオプリン
　　　　　51,57,78,109,127
アジソン病　156
アシル CoA デヒドロゲナーゼ
　　　　　222,223
アスピリン　203
アセチル CoA カルボキシラーゼ
　　　　　222,223
アトピー性皮膚炎　148
アルドステロン　157
アルドステロン感受性遠位ネフロン　210
アルドラーゼ　55
アレルギー性肉芽腫性血管炎　60,64
アレンドロネート　193
アンテドラッグ　24

い

胃・十二指腸潰瘍　199
維持量（SLE）　48
イソニアジド　185
一次進行型 MS　124
一酸化窒素（NO）　92
遺伝子発現制御　10
陰イオン交換樹脂　225
インフルエンザウイルス　182

う，え

ウェゲナー肉芽腫症　60,63
右室収縮期圧　70

易感染性　49,182
エドロホニウム試験　133
エプレレノン　5
炎症性サイトカイン　179
炎症性腸疾患（IBD）　99
エンピリック治療　218

お

横紋筋融解　56
オーストラリア基準　170,171
オーファン受容体　4

か

疥癬　149
潰瘍　199
潰瘍性大腸炎　100
外用免疫抑制薬　46
可逆性の気流制限　92
顎骨壊死症　194
隔日投与　180
獲得免疫応答　215
核内受容体スーパーファミリー　4
下垂体機能低下症　156
画像検査　49
加速点滴　96
活性化マクロファージ　179
カテコラミン感受性　161
過敏性肺臓炎　75,81
可溶性 IL-2 受容体　115
川崎病　60
眼圧　229
肝炎　107
ガングリオシド　138
肝硬変　107,112
換算用量　21

間質性肺炎 55,75
間質性肺病変 70
肝脂肪 176
汗疹 149
関節炎 46
関節外症状 39
関節リウマチ 34
感染傾向 49
感染症 3,49,215

き

機械工の手 55
気管支喘息 89
気管支肺胞洗浄（BAL）76
気管支肺胞洗浄液（BALF） 70,92
拮抗作用 30,31
気道過敏性の亢進 89,92
気道のリモデリング 90
逆流性食道炎 72
急性増悪（IPF）77
急性副腎不全 154
急性リンパ性白血病 116
急速進行性糸球体腎炎 47
吸入手技 98
吸入ステロイド 24,89,92,171
強制呼出 96
胸腺腫 134
強皮症 66
強皮症腎 72
胸膜炎 46
共役因子 2
協力作用 30,31
魚鱗癬 149
ギラン・バレー症候群 138
筋萎縮 205
禁忌 25
筋束周囲筋壊死像 53

く

クォンティフェロン®（QFT） 185

β-D グルカン 185
グルココルチコイド 2,222
グルココルチコイド受容体（GR） 2
クレアチンキナーゼ 55
クロマチン関連因子 12
クローン病 100

け

経気管支肺生検 76
経口剤 24,95
経口摂取困難時（SLE）48
警告 25
形質細胞 114
劇症肝炎 112
血液疾患 113
結核 182,216
血管炎 75
血管炎症候群 60
血管内皮障害 66
血球貪食症候群 47,115,120
血漿交換 51,120
血漿浄化療法 126
血小板減少症 46
血漿レニン活性 157
結節性多発動脈炎 60,62
血栓性血小板減少性紫斑病 115,119
血栓性微小血管障害 47
血中濃度モニタリング 219
懸濁剤 24
原発性骨粗鬆症 191
顕微鏡的多発血管炎 60,63

こ

コアクチベーター 2,5
抗 CCP 抗体 36
抗アセチルコリン受容体抗体 133
抗ウイルス薬 152
抗炎症作用 21,89,174,175
抗炎症薬 181

硬化 66
高解像度 CT（HRCT） 70
抗ガングリオシド抗体 139, 140
抗菌薬 152
高血圧 208
膠原病 75, 196
膠原病合併間質性肺炎 80
高サイトカイン血症 115
好酸球 89
好酸球性多発血管炎性肉芽腫症 64
抗酸菌 216
抗 Jo-1 抗体 55
合成グルココルチコイド 190
抗精神病薬 50
拘束性障害 75
抗 DNA 抗体 48
抗 DNA 抗体価 50
抗 TNFα 療法 184
後天性血友病 115, 120
高用量 175
高齢者 182
高齢者喘息 90
骨芽細胞 191
骨粗鬆症 117, 176, 190, 191
骨微細構造 192
骨密度 192
ゴットロン丘疹 54
ゴットロン徴候 54
コリプレッサー 2, 5
コルチコステロイド結合グロブリン 25
コルチゾール（ヒドロコルチゾン） 20, 21, 154, 190

さ

催奇形性 169
剤形 23, 24
再生医療 2
サイトメガロウイルス 217
サイトメガロウイルスアンチゲネミア 185
サイトメガロウイルス感染症 184
再発寛解型 MS 124
細胞性免疫能 215
サルコイドーシス 82
サルメテロール 93
散剤 24

し

シクレソニド 93
シクロオキシゲナーゼ 2（COX2） 16
シクロスポリン 78, 146
シクロスポリン A 57
シクロホスファミド 51, 57, 78, 127
シクロホスファミド大量間欠静注療法（IVCY） 51
自己免疫性肝炎 107
　——の重症度判定 111
　——の診断 108
　——治療適応 110
自己免疫性疾患 113-115
自己免疫性溶血性貧血 114, 116
脂質異常症 222
視神経炎 47
視神経脊髄炎 123
視神経脊髄型 MS 123
自然免疫 148
自然免疫応答 215
疾患活動性（SLE） 48
疾患修飾性抗リウマチ薬 38
疾患修飾治療 126
ジフェニルヒダントイン 11
周術期（SLE） 47
重症筋無力症 131
重症敗血症 160, 162
重症発作 96
手術日（SLE） 47
授乳 172

受容体　175
消化性潰瘍　176
錠剤　24
小腸コレステロール輸送体阻害薬　225
小児　174
漿膜炎　46,49
初期増悪（MG）　135
食道造影　72
食道内圧測定　72
食道内pH測定　72
ショック　155
ショール徴候　54
シロップ剤　24
心窩部痛　200
心筋代謝シンチグラフィー　73
心膜炎　46

す

水痘帯状疱疹ウイルス　216
水溶性製剤　24
スタチン　225
ステップダウン　98
ステロイド　190
　——と他剤との相互作用　27
　——の作用機序　10
　——の種類　20
　——の歴史　2
ステロイド潰瘍　199
ステロイド外用剤　46,150
ステロイドカバー　47,162,165
ステロイド骨粗鬆症　3,186,190
ステロイドサルコーシス　186
ステロイド産生細胞　2
ステロイド精神病　50
ステロイド性浮腫　186
ステロイド抵抗性　109
ステロイド糖尿病　3
ステロイド白内障　228
ステロイドパルス療法
　25,47,78,136,179

ステロイド誘発感染症　215
ステロイド誘発高血圧　208
ステロイド誘発脂質異常症　222
ステロイド誘発性筋萎縮（ステロイドミオパチー，ステロイド筋症，ステロイド誘発性筋症）
　56,186,205
ステロイド離脱症候群
　157,170,177
ステロイド緑内障　228
ストレス　175

せ

脆弱性骨折　192
成長障害　176,177
成長軟骨　176
生物学的半減期　21
脊髄障害　47
脊髄長大病変　123
脊椎圧迫骨折　194
舌小帯の短縮　67
接触皮膚炎　149
セラミド　148
線維化　66
漸減法　180
全身性エリテマトーデス（SLE）
　42
　——分類基準　44
全身性炎症反応症候群　159
喘息の重症度　90

そ

早期副作用　174
造血幹細胞移植　121
爪上皮出血　67
相対的副腎不全　161,163,220
創薬の開発　5
側管注　96
側頭動脈炎　60,62
続発性骨粗鬆症　191

た

第IX因子　115

胎児への影響 23
代謝経路 22
第VIII因子 115
胎盤移行 168
胎盤通過性 168
高安動脈炎 60,61
多関節炎 34
タクロリムス 51,57
タクロリムス軟膏 152
多形皮膚 55
脱水 155
多内分泌臓器自己免疫症候群 156
多発血管炎性肉芽腫症 64
多発性筋炎 53
多発性硬化症 122
多発性骨髄腫 114,116
タモキシフェン 5
タリウム心筋シンチグラフィー 73
単一筋線維筋電図 133
単純疱疹 217
単独ACTH欠損症 156
蛋白異化促進 176,177
蛋白細胞解離 139

ち

チアゾリジン 5
チトクロームP450 28
注射剤 25
中心性肥満 176
中枢神経症状 50
中枢神経ループス 47
長期使用時 174
長時間作用性吸入β₂刺激薬 92
腸壁嚢胞状気腫 72
直接クームス試験 114
治療強度 44

つ、て

通常型MS 123
低血圧 155

抵抗性の克服 6
低補体血症 48,50
低用量 175
デキサメタゾン 21,116
デノスマブ 194
テリパラチド 195
転写共役因子 12
点滴 96

と

特発性間質性肺炎 76
特発器質化肺炎 79
特発性血小板減少性紫斑病 114,117
特発性肺線維症 76,77
とびひ 149
トリアムシノロン 21
トリアムシノロンアセトニド 37,39
鳥肌 149

な

ナトリウム再吸収 212
ナトリウム保持作用 21
生ワクチン 25
難治性皮膚潰瘍 46

に、ね

二次進行型MS 124
2010 ACR/EULAR classification criteria 36
日内変動 131
日差変動 131
乳児脂漏性湿疹 149
ニューモシスチス肺炎 83,117,184,216
妊娠母体 168
妊婦への使用注意点 168
ネフローゼ症候群 47
捻髪音 75

は

肺アスペルギルス症 184
肺炎球菌 182

肺局所　89, 95, 98
敗血症　159
敗血症性ショック　160, 162-164
肺高血圧症　47
　　——の機能分類　71
肺動脈性肺高血圧　70
肺部の聴診音　96
肺胞出血　47
培養　49
白内障　153, 228
破骨細胞　191
バージャー病　60
ばち状指　75
白血球除去療法　104
バッファロー・ハンプ　176
パルミチン酸デキサメタゾン　179

ひ

ピークフロー値　94
皮疹　46
非ステロイド性抗炎症薬　38, 44
ヒストンアセチル化酵素（HAT）　5
ヒストン脱アセチル化酵素（HDAC）　6
ビスホスホネート　192
非特異的間質性肺炎　78
ヒドロコルチゾン（コルチゾール）　20, 21, 154, 190
皮膚外用剤　25
皮膚筋炎　53
皮膚硬化　69
皮膚のバリア機能　148
びまん性色素沈着　67
標的遺伝子　10
ピルフェニドン　78

ふ

フィブラート系薬剤　225
フィラグリン遺伝子　148
フェノバルビタール　11

フォンウィルブランド因子　115
副作用　3, 6
副腎壊死　155
副腎機能抑制　95, 169
副腎クリーゼ　154
副腎皮質　10
副腎皮質ステロイド　27, 205
ブデソニド　92
フルチカゾン　92
フルドロコルチゾン　165
プレドニゾロン（PSL）　10, 21, 37, 80, 88, 224
プロカルシトニン　159, 161
プロスタグランジン E_2（PGE_2）　199
プロトンポンプ阻害薬（PPI）　203
分子相同性　139
粉塵歴　75

へ

ベタメタゾン　21
ヘノッホ・シェーンライン紫斑病　60
ヘリオトロープ疹　54

ほ

放射性肺臓炎　81
蜂巣肺　76
ホスファチジン酸ホスフォヒドロラーゼ　222, 223
母体：胎児血濃度比　169
発作強度　90
発作性の呼吸困難　92
母乳中濃度　172
母乳への移行　168
ボルテゾミブ　116
ホルモテロール　93
本態性クリオグロブリン血症　60

ま

マクロファージ　115
末梢血リンパ球数　185

末梢神経伝導検査 141
満月様顔貌 176
慢性炎症性脱髄性多発ニューロパチー 140
慢性肝炎 107
慢性のアレルギー性気道炎症 98
慢性閉塞性肺疾患（COPD） 90

み，む
ミソプロストール 202
ミゾリビン 51
ミトキサントロン 127,128
無筋症型 DM 54
無菌性骨壊死 226

め，も
メチルプレドニゾロン（mPSL） 21,44,142,227
メトトレキサート（MTX） 57,127,184
メトロニダゾール 103
免疫グロブリン 185
——大量静注療法 57,128,142
免疫再構築症候群 219
免疫抑制作用 175
免疫抑制薬 50,77,78,174
網膜剥離 153
モメタゾン 93

や
薬剤性間質性肺炎 80
薬剤性肺臓炎 75
薬物血中濃度測定 28
薬物相互作用 27
薬物代謝酵素 22
薬物動態学的相互作用 27
薬力学的相互作用 27

ゆ，よ
有痛性強直性攣縮 123
溶血性貧血 47
痒疹 149

ら～れ
ラロキシフェン 5

リセドロネート 194
リツキシマブ 128
リファンピシン 11
緑内障 228
リンパ系腫瘍 113
リンパ性白血病 113,116
ループス腎炎 47
レナリドミド 116

●欧文

A
AASLD ガイドライン 110
ACTH 157
ACTH 負荷試験 162-164,220
AD (atopic dermatitis) 148
ADAMTS13 115
Addison 病 156
adrenal crisis 154
AIDP (acute inflammatory demyelinating polyneuropathy) 138
AIH (autoimmune hepatitis) 107
AIHA (autoimmune hemolytic anemia) 114,116
AMAN (acute motor axonal neuropathy) 138
amyopathic DM 54
ANCA 関連血管炎 63
AP-1 9,12
AQP4 (aquaporin-4) 123
5-ASA 101
ASDN 210

B
BDP-HFA 92
BILAG インデックス 48
Buerger 病 60

C
CADM (clinically amyopathic DM) 55

Campylobacter jejuni 138
CBG (corticosteroid binding globulin) 25
CBP/p300 5
CD (Crohn's disease) 100
CMS (conventional MS) 123
COP (cryptogenic organizing pneumonia) 79
CYP 28
CYP3A4 11, 22

D
DDS 23, 24
diffuse cutaneous SSc 67
DMT (disease-modifying therapy) 126

E
EBウイルス 217
EGPA (eosinophilic granulomatosis with polyangiitis) 64
ENaC 210
EP_3受容体 200

F
FDA薬剤胎児危険度分類基準 170, 171
FP-HFA 92
FTU (finger-tip unit) 152
FTY720 127

G
GBS (Guillain-Barré syndrome) 138
Gottron丘疹 54
Gottron徴候 54
GPA (granulomatosis with polyangiitis) 64
$GR\alpha$ の translational isoforms 8
$GR\beta$ 8

H
Harvey-Masland試験 133
Helicobacter pylori 199, 201

Hench博士 2
Henoch-Schönlein紫斑病 60
HIV 84
HMG-CoA還元酵素阻害薬 225
HPS (hemophagocytic syndrome) 115, 120
HRCT 85
11β-HSD (hydroxysteroid dehydrogenase) 6, 11

I
$IFN\beta$-1a 126
$IFN\beta$-1b 127
ILD (interstitial lung disease) 70
IPF (idiopathic pulmonary fibrosis) 76, 77
ITP (idiopathic thrombocytopenic purpura) 114, 117
IVIG (intravenous immunoglobulin) 142

K, L
KL-6 76
LABA 92
LESCL (longitudinally extensive spinal cord lesions) 123
Lhermitte徴候 123
limited cutaneous SSc 67

M
Marcus Gunn pupil 123
McDonald基準 123
MGFA (Myasthenia Gravis Foundation of America) 131
morning dip 95
MRSS (modified Rodnan total skin thickness score) 70
MS (multiple sclerosis) 122
MuSK (muscle specific receptor tyrosine kinase) 134
M蛋白 114

238

N

NCoR 5
Nedd4L 211
NF-κB 9, 12
NK 細胞活性の低下 115
NMO (neuromyelitis optica) 123
NPSLE 50
NSAIDs (non-steroidal anti-inflammatory drugs) 199, 201
NSIP (nonspecific interstitial pneumonia) 78

O, P

OSMS (optico-spinal MS) 123
outgrow 90
PAH (pulmonary arterial hypertension) 70
PA-IgG 114
painful tonic spasm 123
PCI (pneumatosis cystoides intestinalis) 72
PCP (*Pneumocystis* pneumonia) 83
Pneumocystis jirovecii 84
PPMS (primary progressive MS) 124

R

RA (rheumatoid arthritis) 34
RANKL 194
Raynaud 現象 68
RF 36
RRMS (relapsing-remitting MS) 124

S

SARM (selective androgen receptor modulator) 8
SERM (selective estrogen receptor modulator) 8
SGRM (selective glucocorticoid receptor modulator) 2, 8, 15
short burst 94
SIADH 158
single fiber EMG 133
SIRS (systemic inflammatory response syndrome) 159, 160
SLAM 48
SLE (systemic lupus erythematosus) 42
SLEDAI 48
SNPs 7
SP-A 76
SP-D 76
SPMS (secondary progressive MS) 124
SSCG2004 161
SSCG2008 161, 163, 164
ST 合剤 86, 185

T

TDM (therapeutic drug monitoring) 28
Th17 細胞 122
Th1 細胞 122
TTP (thrombotic thrombocytopenic purpura) 115, 120
TSLP 149

U, V

UC (ulcerative colitis) 100
Uhthoff 徴候 123
VEGF 200
von Willebrand factor 115
V 徴候 54

W

Waterhouse-Friderichsen 症候群 155
Wegener 肉芽腫症 60, 63
Wingerchuk の診断基準 124
withdrawal syndrome 156

編集者略歴 宮坂 信之(みやさか のぶゆき)

昭和48年　東京医科歯科大学医学部卒業
昭和48年　東京医科歯科大学医学部第一内科入局
昭和54年　カリフォルニア大学医学部サンフランシスコ校留学
昭和56年　テキサス大学医学部サンアントニオ校留学
昭和61年　東京女子医科大学リウマチ痛風センター助教授
平成元年　東京医科歯科大学難治疾患研究所教授
平成7年　東京医科歯科大学第一内科教授
平成13年　東京医科歯科大学膠原病・リウマチ内科教授
平成23年　医学部附属病院長併任

役職：日本リウマチ学会理事長

賞：日本リウマチ学会賞（平成元年）
　ノバルティスファーマ・リウマチ賞（平成13年）
　日本リウマチ友の会賞（平成20年）

©2013　　　　第1版発行　2013年3月31日

ポケットサイズのステロイド診療マニュアル
(定価はカバーに表示してあります)

| 検印省略 | 編　集 | 宮坂　信之 |

発行者　　　　　　　　林　　峰子
発行所　　　　　株式会社 新興医学出版社
〒113-0033　東京都文京区本郷6丁目26番8号
電話　03(3816)2853　　FAX　03(3816)2895

印刷　三報社印刷株式会社　　ISBN978-4-88002-174-4
郵便振替　00120-8-191625

- 本書の複製権・翻訳権・上映権・譲渡権・公衆送信権（送信可能化権を含む）は株式会社新興医学出版社が保有します．
- 本書を無断で複製する行為（コピー，スキャン，デジタルデータ化など）は，著作権法上での限られた例外（「私的使用のための複製」など）を除き禁じられています．研究活動，診療を含み業務上使用する目的で上記の行為を行うことは大学，病院，企業などにおける内部的な利用であっても，私的使用には該当せず，違法です．また，私的使用のためであっても，代行業者等の第三者に依頼して上記の行為を行うことは違法となります．
- **JCOPY**〈(社)出版者著作権管理機構　委託出版物〉
本書の無断複写は著作権法上での例外を除き禁じられています．
複写される場合は，そのつど事前に，(社)出版者著作権管理機構（電話 03-3513-6969, FAX03-3513-6979,
e-mail：info@jcopy.or.jp）の許諾を得てください．